U0248822

尿路结石
诊疗精要

主　编　许云飞　郑军华
副主编　姚旭东　胡光辉
审　校　叶章群
编　者（按姓氏汉语拼音排序）

储传敏	上海东方肝胆外科医院	吴鹏飞	上海市第十人民医院
董云则	上海市第十人民医院	奚　伟	复旦大学附属中山医院
高小峰	海军军医大学附属长海医院	谢天承	上海市第十人民医院
高宇宸	上海市第十人民医院	徐　筱	上海市第十人民医院
郭剑明	复旦大学附属中山医院	许云飞	上海市第十人民医院
郭锥锋	复旦大学附属闵行医院	薛　胜	蚌埠医学院第一附属医院
郝宗耀	安徽医科大学第一附属医院	薛　蔚	上海交通大学医学院附属仁济医院
胡光辉	上海交通大学医学院附属仁济医院	姚旭东	上海市第十人民医院
黄必胜	海军军医大学第一附属医院	詹相诚	上海市第十人民医院
柯炳虎	皖南医学院第一附属医院	张海民	上海市第十人民医院
刘　鼎	上海市第十人民医院	张经纬	皖南医学院第一附属医院
刘　欢	上海交通大学医学院附属仁济医院	张振兴	皖南医学院第一附属医院
努尔艾合麦提·依明尼依孜　上海市第十人民医院		赵军锋	宁波市妇女儿童医院
盛　璐	复旦大学附属华东医院	郑军华	上海交通大学医学院附属仁济医院
王光春	上海市第十人民医院	周洪民	上海市第十人民医院
吴　忠	复旦大学附属华山医院	卓　栋	皖南医学院第一附属医院

人民卫生出版社
·北京·

图书在版编目（CIP）数据

尿路结石诊疗精要 / 许云飞，郑军华主编 . —北京：人民卫生出版社，2022.12

ISBN 978-7-117-33767-0

Ⅰ.①尿… Ⅱ.①许… ②郑… Ⅲ.①尿结石 – 诊疗 Ⅳ.①R691.4

中国版本图书馆 CIP 数据核字（2022）第 188163 号

人卫智网	www.ipmph.com	医学教育、学术、考试、健康，购书智慧智能综合服务平台
人卫官网	www.pmph.com	人卫官方资讯发布平台

尿路结石诊疗精要
Niaolu Jieshi Zhenliao Jingyao

主　　编：许云飞　郑军华
出版发行：人民卫生出版社（中继线 010-59780011）
地　　址：北京市朝阳区潘家园南里 19 号
邮　　编：100021
E - mail：pmph @ pmph.com
购书热线：010-59787592　010-59787584　010-65264830
印　　刷：三河市潮河印业有限公司
经　　销：新华书店
开　　本：787×1092　1/16　印张：8
字　　数：195 千字
版　　次：2022 年 12 月第 1 版
印　　次：2022 年 12 月第 1 次印刷
标准书号：ISBN 978-7-117-33767-0
定　　价：45.00 元

打击盗版举报电话：**010-59787491**　E-mail：WQ @ pmph.com
质量问题联系电话：**010-59787234**　E-mail：zhiliang @ pmph.com
数字融合服务电话：**4001118166**　E-mail：zengzhi @ pmph.com

序

尿路结石是泌尿外科的一种常见疾病,在世界范围内高度流行。尿路结石常伴有血尿、腰痛或腹部疼痛等症状,严重影响患者的生活质量,给我国医疗保健系统带来极大的经济负担。特别是在工业化地区,由于生活方式和饮食的改变,近几十年结石病的发病率不断上升。人民健康是民族昌盛和国家富强的重要标志,我国正在全面推进健康行动。本书编者聚焦尿路结石这一影响人民健康的重大问题,积极推进健康中国这一国家战略,体现了泌尿外科人的责任与担当。

本书主要针对的人群是从事尿路结石研究、泌尿外科临床工作的医务人员以及医学院教师和研究生。书中,在介绍尿路结石疾病的过程中,强调基本理论向临床实践转化、基本知识向临床思维转化、基本技能向临床能力转化,阐述不同病例在临床工作中的诊治思路,并以不同的形式介绍有关知识点,同时兼顾国内外近年相关疾病诊治的最新研究进展,包括临床实践验证、得到广泛认可的最新诊疗技术和方法,以帮助年轻医师及研究生提高发现问题、解决问题的能力。本书能够帮助临床医师正确运用现代医学先进的诊断技术,选择最恰当的诊断方法,选用最合理的治疗技术,使患者能够得到最大限度的康复。

本书由来自临床及教学一线的泌尿外科专家编写,重点突出新知识、新技术和新进展,内容紧密结合临床,文字简明,形式新颖。本书对各种不同条件医院的泌尿外科专科医生均有很高的参考价值,是从事临床泌尿外科疾病诊治工作者的实用性很强的参考书。

叶章群

2022 年 4 月

前　言

近年来,随着基因学、蛋白质组学和代谢组学的发展,人们对尿路结石形成病因和机制的认识不断深入,而科学技术的快速发展也促使泌尿系腔镜技术取得了惊人进展,尿路结石的治疗实现了许多突破。例如,超细经皮肾镜的出现,降低了出血并发症的发生率;术后无管化提升了患者术后生活质量。所以,无论是临床医生还是医学院教师,和学生一样,都需要不断学习、不断进取、不断研究、不断创新,了解尿路结石诊疗的最新进展。

为从事尿路结石研究、临床工作的医务人员以及医学院教师和学生编写一本关于尿路结石的较为全面的参考书,可以使同道们和医学生们能够进行知识更新。为此,我们组织临床、教学一线的专家查找、收集整理资料,结合临床经验和研究基础,编写了本书,希望能够为研究尿路结石的同道及医学生们提供有益的参考。

本书在介绍尿路结石的基本知识和基本处理原则的基础上,突出了新知识、新技术和新进展。在基础部分,主要参考国内外近年相关疾病的最新研究进展,重点阐述结石形成的病因和机制研究进展;在临床诊断和治疗部分,参考国际研究进展,结合我国临床实际情况,重点介绍已被临床实践验证、得到广泛认可的最新技术和方法。

本书内容全面深刻、语言通俗易懂、重点突出,力求使临床医师能够正确运用现代医学先进的诊断技术,选择最恰当的诊断方法,选用最合理的治疗技术,使患者得到最大限度的康复,适用于不同层次的泌尿外科专业医师、外科住院医师、医学研究生、基层医院的全科医师,是从事临床泌尿外科疾病诊治工作者的实用性很强的参考书。

本书在编写过程中,得到复旦大学附属中山医院郭剑明教授等同道的帮助,同济大学、作者所在单位领导和同事给予了极大的支持和关怀,研究生们也做出了极大的贡献,同时还得到了同济大学出版基金的资助,在此表示衷心的感谢。由于本书编者水平所限,疏漏之处在所难免,希望广大读者批评指正。

许云飞

2022 年 4 月

目　录

第一章　尿路结石概论

尿路结石包括肾结石、输尿管结石、膀胱结石和尿道结石，是泌尿外科的常见病，居泌尿外科住院患者首位。其中，肾结石和输尿管结石合称上尿路结石，膀胱结石和尿道结石合称下尿路结石。

欧美国家流行病学资料显示，尿路结石发病率为 1%~20%。我国是尿路结石高发病率国家，并且近年来发病率有增加趋势。有资料显示，我国尿路结石整体发病率为 1%~5%，其中南方地区高达 5%~10%，年新发病率为（150~200）/10 万人，其中 25% 的患者需要住院治疗。最新调查显示，约 1/17 的中国成人患肾结石。

20 世纪以来，随着经济的发展和生活水平的提高，全球以膀胱结石为主的下尿路结石发病率迅速降低，而以肾结石为主的上尿路结石发病率不断上升，并占绝大多数。

尿路结石按其化学成分可分为含钙性结石、感染性结石、尿酸结石、胱氨酸结石等，形成机制及病因复杂。目前已知尿路结石的发生是多种因素（一般可分为个体因素和环境因素两大类）共同作用的结果。个体因素主要包括遗传因素、尿路解剖异常导致尿路梗阻和感染等，以及导致机体代谢异常的全身性疾病等因素。个体因素中，根据结石的成因，可以将结石分为原发性、继发性和特发性结石。原发性结石是指单基因突变所致遗传性结石，包括胱氨酸结石以及原发性高草酸尿症等单基因遗传性疾病所致的结石。继发性结石是指甲状旁腺功能亢进症、感染、肾小管酸中毒、痛风以及胃肠道疾病等全身性疾病导致代谢紊乱而继发的结石。而特发性结石是指缺乏明确遗传背景，但是具有一定家族聚集现象，却找不到明显致病原因的结石。环境因素包括气候和职业等因素。比如，尿路结石具有明显的地域性，可能与当地的自然环境，包括气候、水源及居民生活饮食习惯等因素相关。气温高，出汗多，尿液减少，致尿液浓缩；通过水和饮食摄入过多的草酸盐、尿酸盐等，均容易导致结石的发生。

半个多世纪以来，尿路结石的内科治疗不断取得新的进展。早在 20 世纪 50 年代，人们就认识到机体内某些成分的吸收和排泄障碍以及新陈代谢紊乱会促进尿路结石的发生。尿液中影响晶体形成的因素包括尿液的过饱和状态、抑制因子、基质、结晶形成的位置和晶体生成的机制等，目前已有广泛而深入的研究成果。同时，在此基础上，也激发了更多通过有效的药物来预防和治疗各种类型的尿路结石的可能性。譬如，在结石的预防方面，除了传统的多饮水和调整饮食结构的方法以外，又出现了针对机体内不同类型代谢紊乱而采用的药物治疗方法，所用药物包括枸橼酸盐、正磷酸盐、噻嗪类利尿剂、别嘌呤醇、D- 青霉胺和离子螯合剂等。

从 20 世纪 70 年代中期开始，尿路结石的外科处理方面也取得了重大进展。1976 年，世界上首例经皮肾镜取石术取得成功；1980 年，Chaussy 等人利用体外冲击波成功粉碎了患者体内的肾结石。近年来，随着体外冲击波碎石技术和设备的不断改进、经皮肾镜和输尿管镜技术的普及和发展,以及各种腔内碎石技术的不断完善,尿路结石的处理方法日益革新。虽然开放性外科手术依然是上尿路结石治疗中可供选择的方法之一,但是,传统的外科开放性手术治疗尿路结石的方法在许多国家已经变得十分罕见。相反,各种微创性结石处理方法正在不断问世。

尿路结石可引起疼痛、血尿、发热等临床症状,甚至导致反复、严重的尿路感染和急性尿路梗阻,引起急、慢性肾功能不全乃至肾脏切除等不良后果,严重危害人类的健康和生命。尿路结石复发率很高,给尿路结石的防治工作带来极大困难,已经成为困扰泌尿外科医生控制尿路结石的难题之一。同时,尿路结石的防治给个人、家庭和社会带来巨大的经济负担。据报道,美国每年用于该病的诊断、住院和治疗的费用高达16.9亿美元。由此可见,确定尿路结石的危险因素,探究有效的预防保护措施,降低其发病率,提高人们生活质量,具有重要的社会意义。

系统回顾人类认识尿路结石的历史,深入阐述结石形成的病因和机制,全面总结其治疗方法,能够帮助临床医师正确运用现代医学先进的诊断技术,选择最恰当的诊断方法,选用最合理的治疗技术,使患者得到最大限度的康复。这是我们撰写本书的主要目的。

(郑军华 胡光辉)

参 考 文 献

[1] 黄健. 中国泌尿外科和男科疾病诊断治疗指南[M]. 北京:科学出版社,2020.

[2] PATHAN S A, MITRA B, STRANEY L D, et al. Delivering safe and effective analgesia for management of renal colic in the emergency department: a double-blind, multigroup, randomised controlled trial[J]. Lancet, 2016, 387(10032): 1999-2007.

[3] EL-GAMAL O, EL-BENDARY M, RAGAB M, et al. Role of combined use of potassium citrate and tamsulosin in the management of uric acid distal ureteral calculi[J]. Urol Res. 2012, 40(3): 219-224.

[4] YE Z, ZENG G, YANG H, et al. Efficacy and safety of tamsulosin in medical expulsive therapy for distal ureteral stones with renal colic: a multicenter, randomized, double-blind, placebo-controlled trial[J]. Eur Urol, 2018, 73(3): 385-391.

[5] 叶章群. 泌尿系结石诊断治疗指南. 中国泌尿外科疾病诊断治疗指南[M]. 北京:人民卫生出版社, 2007.

[6] CHAUSSY C, SCHMIEDT E, JOCHAM D. Extrakorporale stosswellenlithotripsie-beginn einer umstrukturierung in der behandlung des harnsteinleidens?[J]. Urologe A, 1984, 23(1): 25-29.

[7] RULE A D, BERGSTRALH E J, MELTON L J 3RD, et al. Kidney stones and the risk for chronic kidney disease[J]. Clin J Am Soc Nep, 2009, 4(4): 804-811.

[8] HIPPISLEY-COX J, COUPLAND C. Predicting the risk of chronic kidney disease in men and women in england and wales: prospective derivation and external validation of the QKidney® scores[J]. BMC Family Practice, 2010, 11(1): 49.

[9] ALEXANDER R T, HEMMELGARN B R, WIEBE N, et al. Kidney stones and kidney function loss: a cohort study[J]. BMJ, 2012, 345: e5287.

［10］MAO S,JIANG H W,WU Z,et al. Urolithiasis:the most risk for nephrectomy in nonrenal tumor patients［J］. J Endourol,2012,26（10）:1356-1360.

［11］CLARK JY,Thompson I M,Optenberg S A,et al. Economic impact of urolithiasis in the United States［J］. J Urol,1995,154（6）:2020-2024.

第二章 尿路结石的病因

尿路结石的成因十分复杂。目前认为,尿路结石的发生过程是在多种代谢因素(如高钙尿症、高草酸尿症等)单独或共同作用下,引起尿液的代谢发生改变。这一过程也受饮食习惯等环境因素影响。这一切因素共同导致了泌尿道环境的理化变化,并最终促进了尿路结石的形成。

一、钙的代谢与尿路结石

(一)高钙血症

与慢性高钙血症相关的甲状旁腺功能亢进和结节病等疾病可导致肾结石。

1. **原发性甲状旁腺功能亢进** 10%~20% 的原发性甲状旁腺功能亢进症(primary hyperparathyroidism,PHPT)患者会形成结石,而 PHPT 患者约占钙结石形成者的 5%。检测血清钙水平有助于对这部分患者进行诊断。PHPT 患者中,血清钙水平通常只是适度升高,升高水平一般为 10~11.5mg/dL,通常伴有低血磷以及血清甲状旁腺激素(parathyroid hormone,PTH)水平升高。必要时,可对患者进行重复测量以确认诊断。在进行手术的患者中,85% 的患者会发现甲状旁腺有单个腺瘤,其余患者可发现有多个腺体增生。不到 1% 的患者会发生甲状旁腺癌,并且很少会导致结石。如果切除所有受累腺体,手术后多数患者血清钙可恢复正常,并且尿钙水平显著下降,但有少数患者相关指标可能仍高于正常水平。

高钙血症是 PTH 直接增加骨转换和增强肾脏对钙的重吸收作用的结果,并通过激活维生素 D 间接增加肠道对钙的吸收。所有这些作用使得钙进入细胞外液中的量增加,从而导致肾脏中钙的过滤负荷增加。PTH 刺激远端小管中对钙的重吸收增加,但在肾单位的其他部位,特别是在后升支中,由于高钙血症激活钙敏感受体,钙的重吸收会受到抑制。高钙尿症导致 PHPT 患者尿液中的草酸钙(calcium oxalate,CaO_x)和磷酸钙(calcium phosphate,CaP)均过饱和,尽管大多数结石主要成分是 CaO_x,但 CaP 结石的发生率也会增加。

2. **结节病** 很多肉芽肿性疾病,包括类肉瘤病、结核、组织胞浆菌病,可以引起高血钙和高尿钙。部分患者即使采用正常饮食,仍可出现血钙和尿钙的升高,还可同时合并高草酸尿症和高尿酸尿症。

3. **乳碱化综合征** 又称乳碱综合征,溃疡病时大量饮用牛奶及服用碱性药,引起碱性尿和高血钙,钙盐沉积在肾集合管内,可继发肾结石。本病常合并碱中毒,停药或减少饮奶后,症状减轻。

4. **皮质醇增多** 内生性或外源性的肾上腺皮质激素增多,可引起骨骼脱钙,出现高血钙和高尿钙。

5. 甲状腺功能亢进　5%~10% 的患者可发生骨骼脱钙,形成高血钙,但肾钙化和肾结石并不常见。

(二)特发性高钙尿症

尿钙排泄增加是成人和儿童肾结石最常见的代谢异常;30%~60% 的成人结石患者存在高钙尿症,儿童结石患者中这一比例与成人相近,甚至更高。在儿童中,其也可能表现为孤立性血尿。特发性高钙尿症(idiopathic hypercalciuria,IH)一词适用于患者血清钙正常,但由于其他原因(包括维生素 D 过量、肾小管酸中毒、肉芽肿性疾病、类固醇过度使用、甲状腺功能亢进等)导致钙排泄增加的情况。一项对 9 名 IH 和结石患者的研究显示,IH 可能具有家族性特征,在患者的 44 名一级亲属中有 19 人被发现存在高钙尿症。该性状可能是多基因控制的,其中导致表型的基因可能因人而异。

IH 涉及肠道、肾脏和骨骼对钙的异常处理。IH 患者的血清 $1,25-(OH)_2-D_3$ 水平通常升高,肠道钙吸收增加。他们的肾脏重吸收滤过钙的能力下降,如果限制钙摄入饮食,可能会排出超过吸收量的钙,从而导致骨骼中钙的流失。因此,研究经常显示,IH 患者骨密度降低,骨折风险增加,尤其是椎骨密度降低明显。IH 患者肾脏对磷酸盐的重吸收也可能减少,因此他们的血清磷酸盐水平通常略低于正常值。

饮食习惯也会影响尿钙排泄。高钠饮食和高糖饮食都会增加尿钙的排泄。高蛋白质饮食也有类似的作用,这可能是因为蛋白质摄入产生酸负荷的影响。另一方面,与较低的钙摄入量相比,较高的膳食钙摄入量(800~1 200mg/d)具有抑制结石形成的作用,而钙补充剂可能会增加结石的风险,尤其是在与饮食时间间隔较长的情况下。最近的一项随机对照试验比较了低钙饮食与低钠、低动物蛋白但含有 1 200mg/d 钙的饮食,对预防男性患者含钙结石复发的作用。低钠、低蛋白、正常钙饮食人群的尿中钙和草酸排泄量显著减少,CaO_x 过饱和;而低钙饮食的人群没有看到明显变化。保持对应饮食 5 年后,低钠、低蛋白、正常钙饮食的患者与低钙饮食的患者相比,结石复发率显著降低。然而,坚持这样的饮食习惯可能十分困难。

二、草酸代谢与尿路结石

轻度高草酸尿症在结石患者中相当常见,这可能是由于低钙饮食导致草酸盐吸收增加。草酸盐的膳食前体包括大量的抗坏血酸和蛋白质,也可能增加草酸盐的排泄。然而,迄今为止,流行病学研究并未表明草酸盐摄入本身与结石形成风险有关,并且目前尚未有随机对照试验来测试低草酸盐饮食对结石复发的影响。在某种程度上,缺乏流行病学和试验数据是由于准确测定食品中草酸盐含量的方法学问题。对草酸排泄增加的患者来说,限制高草酸食物如菠菜等的摄入是有益的,这些患者还应注意低钙饮食和摄入充足的维生素 C。草酸降解菌在粪便中的作用是当下研究的热点话题,患者肠道菌群中缺乏此类细菌可能会增加草酸盐的吸收以及减少最终的肾脏排泄量。

(一)原发性高草酸尿症

1 型(PH1)和 2 型(PH2)原发性高草酸尿症(primary hyperoxaluria,PH)由罕见的草酸

合成常染色体隐性遗传疾病引起。PH1（OMIM 259900）是其中最常见的,由于肝脏特异性酶——丙氨酸乙醛酸转氨酶(alanine glyoxylate aminotransferase,AGT)缺乏引起,导致肝细胞过氧化物酶体中乙醛酸代谢受损,最终结果是草酸盐(一种代谢终产物)合成增加。PH1 患者尿液中草酸的排泄量为 100~300mg/d,尿中的乙醇酸含量也可能升高。PH1 患者的临床表现包括肾结石、肾钙质沉着症和肾衰竭,这些症状往往儿童期就可初次发生。服用高剂量吡哆醇对部分患者具有减少草酸盐产生和排泄作用,但对于持续性高草酸尿症患者,最终治疗方案是肝移植。儿童时期即发生 CaOₓ 结石或肾衰竭合并结石病史的患者应考虑是否为 PH1 患者,尽管部分患者可能会在成年后才出现上述症状。

PH2（OMIM 260000）约占原发性高草酸尿症病例的 20%,是由于缺乏具有多种酶活性的单一胞质蛋白,导致乙醛酸还原酶和羟基丙酮酸还原酶缺乏所致。PH2 患者的特征除高草酸尿症外,往往还存在 L-甘油酸尿症。其临床表现与 PH1 相似,但病症较轻,患者出现肾衰竭者较少。PH2 的诊断取决于相应的代谢检查和基因检测。目前国际上有一个针对原发性高草酸尿症患者的登记项目,以改善这些罕见疾病患者的诊断和治疗。

（二）肠道高草酸尿症

膳食草酸盐的吸收增加常发生在导致脂肪吸收不良的各种形式的小肠和胰、胆疾病中,常见的如回肠切除术或旁路手术后,前提是结肠存在并接收小肠流出物。这些患者的结石形成原因是草酸盐排泄增加,以及腹泻患者尿量减少和柠檬酸排泄减少。现代减肥手术也可能会导致尿液中草酸排泄增加,结石形成可能是这类手术的并发症。对于肠道高草酸尿症的治疗措施包括低脂低草酸盐饮食,增加膳食中的钙摄入量(钙与草酸盐结合,防止吸收),以及额外的液体摄入。钾盐的摄入可能会对这类患者有所帮助,也可以使用其他草酸盐黏合剂,如考来烯胺。

三、尿酸代谢紊乱与尿路结石

（一）尿酸结石

大多数成人尿酸结石与高尿酸尿症无关,而是由于尿液 pH 降低导致尿酸溶解度降低而产生的。腹泻病、糖尿病、肥胖、痛风和代谢综合征患者的尿酸结石形成概率会增加。上述这些疾病引起尿酸结石的共同因素是持续性酸性尿液。当 pH 低于 5.35 时,大部分的尿酸以未解离的形式存在,而未解离尿酸的溶解度仅为 90mg/L,因此,在尿液量低于 3L 的情况下,不能将正常的尿酸(500mg/d)以溶液形式溶解在尿液中。由于腹泻会导致碱从粪便中流失,从而降低尿液的 pH。在其他尿酸结石形成者中,持续酸性尿液与继发于胰岛素抵抗的氨合成受损有关。胰岛素能刺激正常受试者的氨合成。目前已发现,不伴有糖尿病的复发性尿酸结石患者具有胰岛素抵抗,并且尿液酸性程度与胰岛素抵抗程度相关。试验证明,尿酸结石形成者在基线和对酸负荷的反应中都存在氨排泄缺陷。因此,尿酸结石的形成可能是代谢综合征的一种表现。

预防复发性尿酸结石需要碱化尿液。钾盐是首选方案,剂量为 10~20mEq,2~3 次/d。通常也建议增加液体摄入量,以帮助溶解尿酸。尿液 pH 应提高到 6~6.5,这将显著降低尿酸在尿液中的过饱和度,减少结石复发。采用钾盐治疗时,患者应定期监测血清钾,特别是糖尿病患者,以避免高钾血症。如果尿液中尿酸排泄增加,建议限制饮食中蛋白质的摄入。

与成人一样,患有尿酸结石的儿童可能存在尿液低 pH 和胰岛素抵抗。然而,对于有尿酸结石、高尿酸血症和高尿酸尿症的患者,应考虑尿酸生成过多的遗传综合征,如 X 连锁的次黄嘌呤鸟嘌呤磷酸核糖转移酶(hypoxanthine-guanine phosphoribosyltransferase,HGPRT)(OMIM 308000)缺乏症。这种酶的完全缺乏,即 Lesch-Nyhan 综合征,会导致智力低下和残疾,但不完全缺乏者可能会在青春期或成年后出现尿酸结石和痛风。此外,磷酸核糖焦磷酸合成酶超活性(OMIM 300661)也是导致高尿酸血症、痛风和尿酸结石的一种 X 连锁疾病。

(二)罕见的嘌呤结石

纯尿酸结石在腹部 X 线片上表现为可透光的,因此通过 X 线片很难看到,但通过非增强电子计算机断层扫描(computed tomography,CT)则可以很清晰地看到。其他可透过射线的结石包括黄嘌呤结石、2,8- 二羟基腺嘌呤结石,以及药物导致的结石。服用别嘌呤醇的严重高尿酸血症患者或罕见遗传性黄嘌呤尿症患者会形成黄嘌呤结石,而腺嘌呤磷酸核糖转移酶(adenine phosphoribosyltransferase,APRT)缺乏的患者会发生 2,8- 二羟基腺嘌呤尿石症(OMIM 102600)。这些结石对尿酸结石的常规治疗方案没有反应。但是,APRT 缺乏症患者可以用别嘌呤醇治疗。

(三)尿酸铵结石

尿酸铵结石在发达国家很少见,但在发展中国家则较为常见,常被视为儿童膀胱结石。尿酸铵结石与腹泻病、滥用泻药、肠切除术,以及低钾血症相关。通常尿酸铵结石与其他矿物质混合存在。如果是纯尿酸铵结石,在 X 线片上是透光的,较难看到。纠正低钾血症和增加液体摄入量,以及积极治疗腹泻病,对于尿酸铵结石具有治疗作用。

(四)高尿酸尿症

CaO_x 结石患者可能会出现尿液中尿酸排泄增加,这通常是由于蛋白质摄入过多所致。骨髓增生状态和促尿酸排泄药物也可能是一些患者的发病因素。高尿酸尿会降低 CaO_x 的溶解度并促进结石形成。高尿酸血症的 CaO_x 结石患者与痛风和尿酸结石患者的不同之处在于,其尿液 pH 较高,并且(矛盾的是)尿液中尿酸水平普遍较高。一项随机对照试验显示,摄入别嘌呤醇可减少此类患者的钙结石复发,并且减少蛋白质摄入量对于减少结石形成也有帮助。

(五)胱氨酸结石

胱氨酸结石见于肾脏和肠道二元氨基酸运输遗传缺陷的患者,由于肾单位的重吸收缺陷,导致赖氨酸、鸟氨酸、胱氨酸和精氨酸的尿排泄增加。尿液中胱氨酸的有限溶解度会导致结石形成。胱氨酸尿症是一种常染色体隐性遗传病,由 SLC3A1(OMIM 220100)(I 型或 A 型)或 SLC7A9(OMIM 604144)(非 I 型或 B 型)缺陷引起。由这些基因编码的蛋白质形成异源二聚体,负责转运胱氨酸。这两种类型在结石发病年龄(第一次产生结石的平均年龄为12 岁)、代谢表现以及临床病程和治疗方面均难以区分。

胱氨酸结石体积较大,经常复发,并且很难用体外冲击波碎石术(extracorporeal shock wave lithotripsy,ESWL)碎裂,因此预防性治疗是必不可少的,并且应在确诊后立即开始治疗。胱氨酸尿症患者的肾功能通常从年纪较轻时就开始下降,肾脏病理显示弥漫性间质纤维化和集合管堵塞。

胱氨酸尿症可通过家族史、结石分析以及尿中胱氨酸排泄量的测定来诊断。当结石类型未知时,应使用氰化物 - 硝普盐试验对患者的尿液进行胱氨酸定性检测,胱氨酸浓度 >75mg/L 为阳性。正常人群的胱氨酸排泄量约为 30mg/d,而胱氨酸结石患者通常排泄量可达 400mg/d 甚至更多。基因型为杂合子的患者每天可排泄多达 250mg,但很少形成结石。婴儿期进行诊断可能比较困难,因为这个年龄组正常人群的排泄量也会增加。

胱氨酸在碱性尿液中的溶解度较高,但在尿液 pH 超过 7 时仍可能在 175~360mg/L 之间变化。对于患者来说,较为合理的目标是尝试将胱氨酸浓度保持在 240mg/L 以下,并将尿液 pH 保持在 7,以保持胱氨酸的溶解度。根据已知的每天胱氨酸排泄量来规定较高的液体摄入量,以达到低于 240mg/L 的平均浓度,摄入量分布在整个白天和睡前。如果尿液 pH 低于 7,可以使用 10~20mEq 3 次 /d 剂量的钾盐来碱化尿液。采用低钠(<100mmol/d)和低蛋白质[0.8mg/(kg·d)]饮食者的胱氨酸排泄量可能会适度下降。

如果在足够的液体摄入量和碱性尿液 pH 的情况下胱氨酸结石复发,则应在液体和碱中加入半胱氨酸结合药物。胱氨酸是半胱氨酸的二聚体,结合胱氨酸的药物具有巯基,可以与半胱氨酸形成混合二硫化物,比同型二聚体更易溶解。D- 青霉胺的剂量为 1~2g/d,分 3~4 次服用。最近发现,用硫普罗宁,剂量为 400~1 200mg/d,分 3~4 次服用也有效。这两种药物都有一定的不良反应,包括发热、关节痛、皮疹、味觉障碍、白细胞减少和蛋白尿。硫普罗宁的耐受性更好,不良反应的发生率和严重程度较低。应对复发性结石进行成分分析,因为患者可能会因为碱性尿液 pH 而开始形成含有 CaP 的结石,并且可能需要调整治疗方案以防止这种情况发生。患者应每 6 个月进行一次尿液化学随访,以评估治疗效果。直接测量胱氨酸过饱和度也有一定作用,但该检测只能从专业实验室获得结果。

四、枸橼酸代谢紊乱与尿路结石

尿液中的柠檬酸盐对钙晶体形成具有保护作用,这是由于其螯合钙离子,形成可溶性复合物,从而防止钙离子与草酸盐或磷酸盐结合。此外,枸橼酸盐还具有抑制晶体表面成核和生长的作用,可以作为生长抑制剂作用于预先形成的 CaO_x 或 CaP 晶体的表面。由于酸中毒或钾耗竭,或者由于特发性疾病,大部分结石形成者可能会出现尿枸橼酸盐排泄量降低的情况。枸橼酸盐代谢紊乱经常与增加结石风险的其他代谢紊乱共存。人体摄入的枸橼酸盐,少部分完整地出现在尿液中,剩余的枸橼酸盐在肝脏中转化为碳酸氢盐,通过改变近端小管细胞的细胞内 pH,增加肾脏对滤过的枸橼酸盐的清除。治疗中枸橼酸钾优于枸橼酸钠,因为钠负荷会增加尿钙排泄,抵消枸橼酸盐浓度提高带来的益处。

近期有 3 项随机对照试验评估了枸橼酸盐给药对复发性钙结石形成者的影响。Barcelo 及其同事比较了枸橼酸钾与安慰剂对低枸橼酸尿的钙结石患者的疗效。他们证明,服用枸橼酸钾的患者在为期 3 年的随访中,结石形成率显著降低。Ettinger 等人还发现,与安慰剂相比,服用枸橼酸钾镁的患者的 CaO_x 结石形成率显著降低。在这项研究中,只有 20% 的患者有低枸橼酸尿症,因此提高尿枸橼酸盐的益处可能不仅限于低枸橼酸尿症患者。原因可能是由于枸橼酸盐具有降低 CaO_x 过饱和度和抑制结晶的能力。然而,Hofbauer 及其同事在一组 CaO_x 结石形成者中发现,用枸橼酸钾钠治疗后结石复发率没有任何降低,可能使用混合钠钾盐减弱了枸橼酸盐的抗结石作用。

枸橼酸盐治疗可以提高尿液 pH,如果尿钙保持高水平且不相应地增加液体摄入量,可能会增加发生 CaP 结石的风险。上面提到的两个枸橼酸盐试验使用了 30~60mEq/d 的剂量。一般来说,枸橼酸盐的剂量取决于低枸橼酸尿症的程度,通常可以将 30mEq/d 作为开始治疗剂量;最大推荐剂量为 60mEq/d,分次服用,以达到 >500mg/d 的尿枸橼酸盐排泄量。因此有相关研究建议,当尿液 pH 高于 6.5 或 CaP 过饱和度仍然较高时,通常应避免使用枸橼酸盐治疗。

枸橼酸盐补充剂的合规性是目前仍存在争议的一个问题。胃肠道不适是枸橼酸盐制剂主要的不良反应。柑橘产品已被提议作为增加尿枸橼酸盐的替代品,但目前相关的数据仍不能完全证明其作用。肾功能不全患者持续服用枸橼酸钾可能发生高钾血症,在这种情况下,用钠基碱(枸橼酸钠、碳酸氢钠)代替钾盐是一种替代方法。

五、引起尿路结石的局部因素

尿路梗阻和感染是尿路结石形成的主要局部因素。三者之间可存在相互作用:梗阻可导致感染和结石的形成,结石本身作为泌尿系统中的异物又会加重梗阻与感染。

(一)尿路感染

感染性结石约占尿路结石疾病的 15%,因此我们不能忽视感染性结石患者的预防与治疗。感染性结石的成分主要是磷酸镁铵结石(鸟粪石)、磷酸磷灰石以及尿酸铵结石。感染性结石形成的基本前提是尿素酶阳性的尿路感染。尿素酶是将尿素分解成氨和 CO_2 所必需的关键酶。尿素酶分解尿素时可以形成氨离子,同时形成碱性尿液,而这两者都是形成鸟粪石和碳酸磷灰石晶体的先决条件。在这些晶体沉积形成感染性结石的过程中,尿路梗阻、神经源性膀胱、远端肾小管酸中毒(distal renal tubular acidosis,dRTA)等各种危险因素均起到一定作用。如果不针对感染进行治疗并清除结石,后续可能会产生肾功能的进一步损害。

尿路感染(urinary tract infection,UTI)可导致尿路结石。虽然不是所有由感染形成的尿路结石都是由代谢紊乱或肾脏(尤其是肾小管)变化引起的,但感染性结石与 UTI 明确相关。

1901 年,TR Brown 首次提出一个具有医学历史意义的理论,即细菌裂解尿素可能导致或促进结石形成。他在发现患者身上的结石由磷酸盐和碳酸盐化合物以及钙和镁组成。他还从结石核中分离出普通变形杆菌。结石核是当今已知的脲酶生产者。

1920 年,Hager 和 Magath 提出尿素酶是尿素水解的原因。Sumner 后来通过从洋刀豆中分离出尿素酶来证实了这一假设。

感染性结石的形成通常是由于尿流障碍、泌尿道畸形和产生脲酶的细菌导致泌尿道持续性感染造成的。感染性结石的特点是结石生长速度极快,普通患者 4~6 周即足以形成感染性结石。

（二）尿路梗阻

对于先天性尿路梗阻的患者,即使在儿童时期,尿路梗阻也会导致复发性尿路感染和感染性结石形成。对于发育成熟的孩子的肾实质,尿流受阻的危害尤其大:尿潴留一方面直接造成压力损害,另一方面则间接造成明显的感染素质。肾集合系统阻塞导致尿潴留和结晶聚集体的延迟冲洗,促进成核、晶体生长、聚集和最终结石形成的过程。同时,尿潴留往往伴有尿路感染和尿液酸碱度的变化,也能促进结石的形成。尿路梗阻可分为机械性与功能性。机械性的尿路梗阻包括肾盂输尿管连接部狭窄、膀胱颈部狭窄、髓质海绵肾、肾输尿管畸形、肾囊肿压迫以及肾积水等。功能性梗阻常见的有神经源性膀胱。长期卧床的患者虽然无明显的尿路梗阻,但同样可存在尿潴留,同时长期卧床易造成骨骼中的钙流失,使血钙和尿钙增加,因此也易形成结石。除了尿潴留,代谢异常也可能导致尿路梗阻患者的结石形成。

六、尿路结石相关饮食及环境因素

（一）饮食及生活方式

生活方式在结石形成中也起着重要的作用。上文中说过,食物中的草酸盐前体(如甘氨酸、羟脯氨酸、羟乙酸和维生素C)可在肝脏中代谢为草酸盐,随后增加尿液中草酸盐的浓度。脂质与钙在肠内结合形成不溶性物质,也可抑制钙的吸收,进而增加草酸盐的吸收。高尿酸血症是尿酸结石的主要危险因素,而过度食用肉类也可能导致高尿酸血症。在一些发展中国家,人们以富含草酸盐及其前体的谷物和蔬菜为食。此外,西式饮食中含有过多的蛋白质、脂质、钙和钠,也助长了结石的形成。这导致日本、中国、印度、伊朗和沙特阿拉伯等许多亚洲国家的尿石症的发病率呈上升趋势。

此外,结石形成还有一个因素,就是尿液的酸碱度合适,促使结晶析出。只有同时满足尿液成分浓度和 pH 这两个主要条件时,才会发生尿路结石。在我国西南部地区,大米是主要食物,其中的碳水化合物被分解代谢,为尿液提供酸性环境。过量食用肉类也会导致尿液酸化,这会促进草酸钙结石的形成。日本便是其中一个典型的例子。在日本,肉类消费、代谢综合征和尿石症的发病率同时出现上升趋势。

较少的液体摄入量是尿石症的主要危险因素。据报道,饮用水中高含量的氟化物、钠、钙、镁和磷酸盐也与草酸钙结石有关。其机制可能是肠道中的氟化物由于形成氟化钙而间接促进草酸盐的吸收,使钙的利用率下降,并进一步导致尿液中草酸排泄增加和不溶性氟化钙形成,以及肾脏系统中的氧化应激。此外,过多的钠可能会导致额外的钙吸收进入血液或抑制尿液中的钙吸收进入肾小管上皮细胞,从而导致肾脏钙排泄和沉淀增加。另一种理论是高尿钠症可能会抑制尿液中枸橼酸盐的排泄,而尿液中的枸橼酸盐对于防止结石形成至关重要。饮用水和土壤中高浓度的镁也可能加速结石的形成。

吸烟和大量饮酒等习惯也会导致结石的发生。酒精及其代谢物可导致肾组织氧化应激、高钙尿症和高草酸尿症,继而形成结石,尤其是尿酸结石。身体活动不足是另一个结石形成的危险因素,久坐办公室的人更容易患尿石症。此外,缺乏微量元素,如钼和硅(它们在维持尿液中的晶体低饱和状态中起着重要作用),也可能导致结石形成。

（二）环境因素

气候和地理因素都与尿路结石的形成有一定关系。具体的环境因素包括温度、季节、日照时数、湿度、大气压力和降雨量。热带和亚热带国家或地区的尿石症患病率高于温带和寒冷地区（5%~10% vs 1%~5%）。西亚典型的炎热干燥气候会加速身体水分从皮肤蒸发，从而导致尿液浓缩，这是结晶沉淀和结石形成的危险因素之一。夏秋季节，印度、巴基斯坦、沙特阿拉伯、伊朗等许多国家或地区尿石症的患病率和发病率均高于春冬季节。在我国尿路结石的患病率，南方地区（22%~45%）远高于北方地区（14%）。显然，这可以归因于季节性的温度变化。

（张海民 徐 筱）

参 考 文 献

［1］SILVERBERG S J,SHANE E,JACOBS T P,et al. A 10-year prospective study of primary hyperparathyroidism with or without parathyroid surgery［J］. N Engl J Med,1999,341（17）:1249-1255.

［2］PARKS J,COE F,FAVUS M. Hyperparathyroidism in nephrolithiasis［J］. Arch Intern Med,1980,140（11）: 1479-1481.

［3］ALON U S,ZIMMERMAN H,ALON M. Evaluation and treatment of pediatric idiopathic urolithiasis-revisited ［J］. Pediatric Nephrol,2004,19（5）:516-520.

［4］STAPLETON F B,ROY S R,NOE H N,et al. Hypercalciuria in children with hematuria［J］. N Engl J Med, 1984,310（21）:1345-1348.

［5］COEF L,PARKS J H,MOORE E S. Familial idiopathic hypercalciuria［J］. N Engl J Med,1979,300（7）:337-340.

［6］DEVUYST O,PIRSON Y. Genetics of hypercalciuric stone forming diseases［J］. Kidney Int,2007,72（9）: 1065-1072.

［7］WORCESTER E M,GILLEN D L,EVAN A P,et al. Evidence that postprandial reduction of renal calcium reabsorption mediates hypercalciuria of patients with calcium nephrolithiasis［J］. Am J Physiol-Renal Physiol, 2007,292（1）:F66-F75.

［8］COEF L,FAVUS M J,CROCKETT T,et al. Effects of low-calcium diet on urine calcium excretion,parathyroid function and serum 1,25（OH）2D3 levels in patients with idiopathic hypercalciuria and in normal subjects［J］. Ame J Med,1982,72（1）:25-32.

［9］MELTON L J R,CROWSON C S,KHOSLA S,et al. Fracture risk among patients with urolithiasis:a population-based cohort study［J］. Kidney Int,1998,53（2）:459-464.

［10］CURHAN G C,WILLETT W C,RIMM E B,et al. A prospective study of dietary calcium and other nutrients and the risk of symptomatic kidney stones［J］. N Engl J Med,1993,328（12）:833-838.

［11］CURHAN G C,WILLETT W C,SPEIZER F E,et al. Comparison of dietary calcium with supplemental calcium and other nutrients as factors affecting the risk for kidney stones in women［J］. Ann Intern Med, 1997,126（7）:497-504.

［12］BORGHI L,SCHIANCHI T,MESCHI T,et al. Comparison of two diets for the prevention of recurrent stones in idiopathic hypercalciuria［J］. N Engl J Med,2002,346（2）:77-84.

［13］ASPLIN J R. Hyperoxaluric calcium nephrolithiasis［J］. Endocrinol Metab Clin North Am,2002,31（4）: 927-949.

［14］TAYLOR E N,CURHAN G C. Oxalate intake and the risk for nephrolithiasis［J］. J Am Soc Nephrol,2007, 18（7）:2198-2204.

［15］GOLDFARB D S. Microorganisms and calcium oxalate stone disease［J］. Nephron. Physiol,2004,98（2）: 48-54.

［16］MILLINER D S. The primary hyperoxalurias:an algorithm for diagnosis［J］. Am J Nephrol,2005,25（2）: 154-160.

［17］LIESKE J C,MONICO C G,HOLMES W S,et al. International registry for primary hyperoxaluria［J］. Am J Nephrol,2005,25（3）:290-296.

［18］WORCESTER E M. Stones from bowel disease［J］. Endocrinol Metab Clin North Am,2002,31（4）:979-999.

［19］ASPLIN J R,COE F L. Hyperoxaluria in kidney stone formers treated with modern bariatric surgery［J］. J Urol,2007,177（2）:565-569.

［20］PARKS J H,WORCESTER E M,O'CONNOR R C,et al. Urine stone risk factors in nephrolithiasis patients with and without bowel disease［J］. Kidney Int,2003,63（1）:255-265.

［21］PAK C Y C,SAKHAEE K,MOE O,et al. Biochemical profile of stone-forming patients with diabetes mellitus ［J］. Urology,2003,61（3）:523-527.

［22］EKERUO W O,TAN Y H,YOUNG M D,et al. Metabolic risk factors and the impact of medical therapy on the management of nephrolithiasis in obese patients［J］. J Urol,2004,172（1）:159-163.

［23］ABATE N,CHANDALIA M,CABO-CHAN A V J,et al. The metabolic syndrome and uric acid nephrolithiasis:novel features of renal manifestation of insulin resistance［J］. Kidney Int,2004,65（2）:386- 392.

［24］SAKHAEE K,ADAMS-HUET B,MOE O W,et al. Pathophysiologic basis for normouricosuric uric acid nephrolithiasis［J］. Kidney Int,2002,62（3）:971-979.

［25］PAK C Y C,POINDEXTER J R,PETERSON R D,et al. Biochemical distinction between hyperuricosuric calcium urolithiasis and gouty diathesis［J］. Urology,2002,60（5）:789-794.

［26］ETTINGER B,TANG A,CITRON J T,et al. Randomized trial of allopurinol in the prevention of calcium oxalate calculi［J］. N Engl J Med,1986,315（22）:1386-1389.

［27］WORCESTER E M,COE F L,EVAN A P,et al. Reduced renal function and benefits of treatment in cystinuria vs other forms of nephrolithiasis［J］. BJU Int,2006,97（6）:1285-1290.

［28］EVAN A P,COE F L,LINGEMAN J E,et al. Renal crystal deposits and histopathology in patients with cystine stones［J］. Kidney Int,2006,69（12）:2227-2235.

［29］NAKAGAWA Y,ASPLIN J R,GOLDFARB D S,et al. Clinical use of cystine supersaturation measurements ［J］. J Urol,2000,164（5）:1481-1485.

［30］PAK C Y,FULLER C,SAKHAEE K,et al. Management of cystine nephrolithiasis with alpha-mercaptopropionylglycine［J］. J Urol,1986,136（5）:1003-1008.

[31] GOLDFARB D S,COE F L,ASPLIN J R. Urinary cystine excretion and capacity in patients with cystinuria[J]. Kidney Int,2006,69(6):1041-1047.

[32] NICAR M J,HILL K,PAK C Y. Inhibition by citrate of spontaneous precipitation of calcium oxalate in vitro[J]. J Bone Miner Res,1987,2(3):215-220.

[33] MOE O W,PREISIG P A. Dual role of citrate in mammalian urine[J]. Curr Opin Nephrol Hypertens,2006, 15(4):419-424.

[34] LEMANN J J,PLEUSS J A,GRAY R W,et al. Potassium administration reduces and potassium deprivation increases urinary calcium excretion in healthy adults[corrected][J]. Kidney Int,1991,39(5):973-983.

[35] BARCELO P,WUHL O,SERVITGE E,et al. Randomized double-blind study of potassium citrate in idiopathic hypocitraturic calcium nephrolithiasis[J]. J Urol,1993,150(6):1761-1764.

[36] ETTINGER B,PAK C Y,CITRON J T,et al. Potassium-magnesium citrate is an effective prophylaxis against recurrent calcium oxalate nephrolithiasis[J]. J Urol,1997,158(6):2069-2073.

[37] HOFBAUER J,HÖBARTH K,SZABO N,et al. Alkali citrate prophylaxis in idiopathic recurrent calcium oxalate urolithiasis—a prospective randomized study[J]. Br J Urol,1994,73(4):362-365.

[38] COE F L,EVAN A,WORCESTER E. Pathophysiology-based treatment of idiopathic calcium kidney stones[J]. Clin J Am Soc Nephrol,2011,6(8):2083-2092.

[39] SELTZER M A,LOW R K,MCDONALD M,et al. Dietary manipulation with lemonade to treat hypocitraturic calcium nephrolithiasis[J]. J Urol,1996,156(3):907-909.

[40] PENNISTON K L,STEELE T H,NAKADA S Y. Lemonade therapy increases urinary citrate and urine volumes in patients with recurrent calcium oxalate stone formation[J]. Urology,2007,70(5):856-860.

[41] KALE S S,GHOLE V S,PAWAR N J,et al. Inter-annual variability of urolithiasis epidemic from semi-arid part of Deccan Volcanic Province,India:climatic and hydrogeochemical perspectives[J]. Int J Environ Health Res,2014,24(3):278-289.

[42] ALATAB S,POURMAND G,EL HOWAIRIS M E F,et al. National profiles of urinary calculi:a comparison between developing and developed worlds[J]. Iran J Kidney Dis,2016,10(2):51-61.

[43] VINAROVA L,VINAROV Z,TCHOLAKOVA S,et al. The mechanism of lowering cholesterol absorption by calcium studied by using an in vitro digestion model[J]. Food Funct,2016,7(1):151-163.

[44] GUASCH-FERRÉ M,BULLÓ M,BABIO N,et al. Mediterranean diet and risk of hyperuricemia in elderly participants at high cardiovascular risk[J]. J Gerontol A Biol Sci Med Sci,2013,68(10):1263-1270.

[45] THALUT K,RIZAL A,BROCKIS J G,et al. The endemic bladder stones of Indonesia-epidemiology and clinical features[J]. Br J Urol,1976,48(7):617-621.

[46] YASUI T,IGUCHI M,SUZUKI S,et al. Prevalence and epidemiological characteristics of urolithiasis in Japan:national trends between 1965 and 2005 [J]. Urology,2008,71(2):209-213.

[47] SRIBOONLUE P,PRASONGWATANA V,CHATA K,et al. Prevalence of upper urinary tract stone disease in a rural community of north-eastern Thailand[J]. Br J Urol,1992,69(3):240-244.

[48] AFAJ A H,SULTAN M A. Mineralogical composition of the urinary stones from different provinces in Iraq[J]. Sci World J,2005,5:24-38.

[49] IGUCHI M,UMEKAWA T,KATOH Y,et al. Prevalence of urolithiasis in Kaizuka City,Japan—an epidemiologic study of urinary stones[J]. Int J Urol,1996,3(3):175-179.

［50］SALEM S N, ABU ELEZZ L Z. The incidence of renal colic and calculi in Kuwait. An epidemiological study［J］. J Med Liban, 1969, 22（6）:747-755.

［51］ZENG Q, HE Y. Age-specific prevalence of kidney stones in Chinese urban inhabitants［J］. Urolithiasis, 2013, 41（3）:91-93.

第三章　尿路结石的形成机制

尽管尿石症是医学上已知的最早的疾病之一,但结石形成的确切机制尚不清楚。目前普遍认为,尿石症是一种多因素疾病。结石形成的相关因素包括外界环境因素、个体因素、泌尿系统异常等。多种因素异常最终导致尿液成分和性质改变,成石盐晶体过饱和,抑制物减少,结石形成的促进物增多,导致晶体成核、结晶,然后聚集、生长成团,滞留于尿路中而形成结石。许多学者对尿石症形成机制进行了深入的研究,提出了诸多假说,为进一步探索成石机制提供了方向。

一、肾乳头钙斑学说

肾乳头钙斑学说(Randall 斑块学说)最早由 Alexander Randall 于 1937 年提出。他通过 1 154 例尸检发现 19.6% 的病例在肾乳头上有钙盐沉积的斑块,这些斑块存在于肾乳头侧壁或顶部。他提出这些钙盐沉积物起源于受损的肾小管上皮基底膜,随后侵入尿液集合系统,并认为肾乳头处钙盐沉积是肾结石形成的主要原因。Matlaga 等对 23 例特发性草酸钙结石患者的肾乳头斑块进行观察,发现 24 个肾(24/46)和 156 个肾乳头(156/172)中存在 Randall 斑块,表明大部分草酸钙结石患者中存在 Randall 斑块。电子显微镜应用到 Randall 斑块研究使得直接观察肾组织和 Randall 斑块成为现实。Evan 等人报道,Randall 斑块形成起自 Henle 环的基底膜,并通过间质逐渐向尿路上皮发展,当尿路上皮细胞损伤或细胞死亡使斑块在间质内生长并最终突破尿路上皮时,暴露的斑块表面将接触尿液并被尿液来源的分子覆盖,包括骨桥蛋白、Tamm-Horsfall 蛋白以及尿液过饱和状态下形成的结晶,暴露在尿液中的斑块即成为了结石的生长起点。

很多学者进一步探究了 Randall 斑块形成的机制。Khan 等推测,晶体沉积物从 Henle 环基底膜迁移至周围间质并与 I 型胶原融合成一种合胞体,间质磷酸钙沉积物与细胞降解产物、囊泡及一些不明纤维物质和胶原纤维密切相关;一些囊泡含有的针状晶体可能是磷酸钙,推测在膜结合的囊泡处有晶体形成,并通过胶原蛋白的矿化促进 Randall 斑块的发展。2010 年 Carpentier 等提出,非晶体化的碳酸钙(ancrystalline carbon calcium phosphate,ACCP)是形成 Randall 斑块的前驱体,ACCP 不仅沉积在肾乳头表面,还可能沉积于肾组织中。此外,许多学者提出,Randall 斑块的形成可能与动脉粥样硬化的过程类似。Gambaro 等发现,肾乳头钙化和动脉硬化的成分都是羟基磷灰石,类似于骨的成分。而动脉粥样硬化是一种类成骨性反应,并可见调控骨形成的蛋白。有研究进一步通过定量聚合酶链反应(quantitative polymerase chain reaction,qPCR)与蛋白质免疫印迹法定量检测成骨相关因子的信使核糖核酸(messenger ribonucleic acid,mRNA)和蛋白质表达水平。在高钙尿大鼠模型中,骨桥蛋白(osteopontin,OPN)、骨形成蛋白(bone morphogenetic protein,BMP)-2、Runt 相关转录因子 2

（Runt-related transcription factor 2，RUNX2）等成骨相关因子表达水平明显增高。Stoller 则提出，在肾集合管系统部分受损后，在炎症、修复过程中发生了类似动脉硬化的过程，并逐渐延伸至肾乳头间质，最后突破尿路上皮进入集合系统表面。近年来，越来越多的学者开始聚焦于与 Randall 斑块形成相关的分子信号通路、非编码 RNA 等的研究，进一步加深了对肾钙斑形成机制的理解。

Randall 斑块形成被认为是肾结石形成的一个初始阶段，深入研究 Randall 斑块的产生机制及病理生理特点对阐明肾结石的发病机制及肾结石的预防和治疗有重要意义。

二、过饱和结晶学说

尿液是一个非常复杂的物理化学体系。有学者将物理化学溶液理论引入尿结石形成的研究中，提出结石形成的过饱和结晶学说：尿结石的形成经历尿中成石盐的过饱和、晶核形成、结晶生长、结晶聚集、结晶滞留、结石形成等一系列物理化学过程。尿中成石盐的过饱和被认为是结石形成的重要危险因素，结石的形成是尿液中液态物质转变为固态物质的过程，这个过程需要能量，尿过饱和是尿石形成的第一驱动力，其次是尿液饱和度与其他各种变更因素（如抑制因子、促成因子、pH 等）之间的平衡发生紊乱。

盐的纯水溶液不能溶解更多盐时溶液达到饱和状态。达到饱和点时的盐的浓度积为热力学溶度积（solubility product，Ksp）。尿液是过饱和溶液，尿中的大部分溶质处于过饱和状态，但由于尿中各种结晶抑制因子和其他分子的拮抗作用，结晶并不一定析出，随着盐浓度的进一步增加，尿液中将会自发形成大量晶体，此时的浓度积为形成积（conformation product，Kf）。以尿石盐的溶解度为特征，用溶度积（Ksp）和形成积（Kf）可将尿液区分为 3 种不同的物理化学状态：未饱和、亚稳态、非稳态。在热力学溶度积以下，尿液在任何情况下都不形成结晶，已有的结晶会被溶解。当成石盐浓度超过形成积时，溶液为非稳态，将形成结晶。在溶度积和形成积之间，溶液处于亚稳态，此时尽管尿液为超饱和，但尿中的成石物质不会自发成核，然而，原有晶体可以继续生长和聚集，可有异质成核。

此外，也有学者采用活度积（activity product，AP）与溶度积之比（即 AP/Ksp）来表示尿液的过饱和度，它与固相形成自由能（$\triangle G$）的关系为：$\triangle G = -RT \ln(AP/Ksp)$，其中 R 为气体常数，T 为绝对温度。从物理化学观点来看，尿路结石就是使体系自由能减小的自发过程。根据这一关系，尿液所处的物理化学状态被分为 3 类。当相对饱和度 AP/Ksp<1 时，自由能 $-\triangle G<0$，尿液处于不饱和状态，此时新结石不形成，原有结石溶解，晶体聚集不能发生；当相对饱和度 AP/Ksp=1 时，$-\triangle G=0$，尿液处于饱和状态，此时新结石不形成，原有结石不溶解，聚集能发生；当相对饱和度 AP/Ksp>1 时，$-\triangle G>0$，尿液处于过饱和状态，当处于亚稳态区时，新结石不形成，原有结石可生长聚集，当处于超饱和区时，结晶自然沉淀，快速生长和聚集。根据 $\triangle G$ 可以估计尿结石形成的热力学危险倾向。

某种溶质的过饱和溶液开始形成结晶的过程称为成核，尿液中结晶成核是结石形成的必要条件之一，若结晶成核达到一定体积，且该结晶溶液仍处于过饱和状态，则成核的晶体颗粒簇可以聚集形成更多更大的晶体，降低总体的自由能，这对结石生长至关重要。过饱和结晶学说从理化规律及特点解释结石形成的机制，对结石的治疗及预防有着深远的意义。

三、抑制物缺乏学说

尿液中的成石抑制因子浓度低于正常人,被认为是结石病发病的一个重要因素。部分学者的研究发现,结石患者与正常人尿液中成石盐饱和度并无明显差异。且在正常尿液中草酸钙浓度比其溶解度高4倍,而尿液过饱和发生沉淀现象时其浓度比溶解度高7~10倍。这些现象说明了结石抑制物质的作用。只要尿液中存在结石抑制物且抑制活性正常,正常人就不会发生结石。而如果尿液中缺乏结石抑制物或抑制活性降低,则会发生结石。1959年 Thomas 等发现,正常人的尿液可以抑制佝偻病鼠骺软骨的矿化,而结石患者的尿液没有这种作用,因此将正常人尿液中存在的某些防止晶体沉淀的物质称为抑制物,而结石患者的尿液中缺乏这种抑制物。

尿液中存在许多大分子物质和小分子物质都具有抑制晶体形成的作用。其中小分子抑制物包括枸橼酸、镁、α-亚麻酸、焦磷酸盐、磷酸、微量元素及花生四烯酸等;大分子抑制物包括 RNA、黏液素、酸性黏多糖、肾钙素、蛋白多糖、骨桥蛋白(OPN)、TH 蛋白、唾液酸、凝血酶原及其片段等。

关于抑制物的具体机制尚不明确:有的抑制物被吸附到晶体表面,改变晶体表面的均匀度或改变晶体的性质,从而阻止晶体进一步凝集及生长;有的抑制物可以改变晶体的成分,或者与钙或草酸结合,形成可溶性复合物,增加晶体的溶解度。尿镁通过与草酸络合从而减少草酸离子浓度和草酸钙过饱和。在体外,镁能够减少钙和草酸盐分子的接触时间,并与枸橼酸盐产生协同作用但被尿酸所抑制。枸橼酸是一种很强的抑制物,它能通过多种作用机制抑制草酸钙和磷酸钙结石的形成。首先,它能与钙结合从而降低与草酸和磷酸发生作用的离子钙的活性。此外,它能直接抑制草酸钙的自发沉淀以及草酸钙晶体的聚集。枸橼酸还可通过尿酸-钠抑制草酸钙异质成核。

许多抑制因子的活性依赖于大分子,如糖蛋白和氨基葡聚糖等,这些分子带有多聚阴离子的长链。大分子聚阴离子,包括葡甘聚糖、酸性黏多糖和核糖核酸(messenger ribonucleic acid,RNA),可以结合于钙离子表面,通过产生 Zeta 电位的变化来表达他们的抑制物活性,Zeta 电位负值越大则其抑制活性越强。

尿中的两种糖蛋白——肾钙素和 Tamm-Horsfall 糖蛋白,是一水草酸钙结晶聚集的强效抑制物。肾钙素是一种由肾小管细胞合成的富含酸性氨基酸的尿液糖蛋白,在纯溶液中,肾钙素强烈抑制一水草酸钙晶体的生长并且能抑制草酸钙晶体的成核和聚集。TH 蛋白由升支粗段和远曲小管的肾上皮细胞表达,是尿液中含量最高的蛋白质。TH 蛋白可以显示出促进或者抑制成石的作用,具体取决于分子本身的状态,在碱性、低离子强度尿液中,TH 蛋白可抑制草酸钙晶体的聚集;在酸性、高离子强度时,TH 蛋白活性下降而发生聚集,对晶体的生长和聚集起促进作用。

骨桥蛋白(OPN)是一种带负电荷的富含天冬氨酸的蛋白质,与生理和病理矿化的调节密切相关。体外研究表明,OPN 可以抑制草酸钙晶体的成核、生长和聚集,也抑制了晶体对培养的上皮细胞的黏附。Wesson 等观察到,OPN 将草酸钙结晶引导为脱水草酸钙而不是一水草酸钙,从而使得草酸钙结晶与肾小管上皮细胞的黏附减少。此外,由于天冬氨酸和谷氨酸残基的含量很高,OPN 会经历显著的翻译后修饰,这可能充当促进或抑制矿化的调节开关。迄今为止,关于 OPN 与肾结石疾病之间关系的临床研究尚无定论。一些研究者报告说,结石患者尿液中 OPN 浓度较正常人降低,而其他一些研究者则没有观察到这一现象。

尿凝血酶原片段 1(urinary prothrombin fragment 1,UPTF1)是一种与凝血酶原 F1 降解产物相似的晶体基质蛋白。UPTF1 在尿液中含量很低,但在草酸钙结石基质中是含量最高的蛋白。已经观察到结石基质是尿液中草酸钙结晶形成最有效的大分子抑制剂,而这种抑制活性很有可能是由于 UPTF1。UPTF1 与钙离子或草酸钙结合从而抑制草酸钙结晶形成,这种结合依赖于 UPTF1 分子上的凝血酶原分子 γ 羧基化谷氨酸(γ-carboxyglutamic acid,Gla)残基。Buchholz 证实,尿液中 UPTF1 与草酸钙晶体的结合能力与其羧基化程度密切相关,只有完全羧基化形式的 UPFT1 才能与草酸钙晶体结合而具有抑制活性。

内 -α- 胰蛋白酶是在肝中合成的糖蛋白,由 3 条多肽链(2 条重链和 1 条轻链)组成,其中比库(Bikunin)蛋白组成轻链。在体外,Bikunin 蛋白是草酸钙结晶、聚集和生长的强力抑制剂。人尿三叶因子 1(trefoil factor 1,TFF1)属于三叶因子家族蛋白,可以作为草酸钙晶体生长的有效抑制剂,其具有抑制草酸钙晶体生长和聚集的能力,并且可以将草酸钙一水化合物晶体转变为二水化合物。

综上所述,目前抑制物在尿路结石形成机制中的研究受到广泛关注,未来利用抑制物治疗预防尿路结石及复发具有很大的研究价值。

四、基 质 学 说

尿路结石由无机矿物和有机基质组成。基质被认为是尿石的骨架,有的学者认为尿路结石是尿中无机物浸润到由炎症所致的上皮细胞分泌的蛋白样凝块而形成。1976 年,Wickham 首次提出受损的近曲小管可析出晶体,与磷灰石结合形成小颗粒,在过饱和尿液中诱导结石成分的异质成核。另外一些学者认为,基质是尿路结石成核的激活剂,在晶体中起粘连作用并使结石老化,在结石形成中起关键作用。基质在尿路结石中的含量因结石种类而异,在草酸钙和磷酸钙结石中基质约占结石重量的 2.5%,在胱甘酸结石中约占 9%,在基质结石中可占 65%。结石基质成分包含黏蛋白(65%)、碳水化合物(15%)、无机矿物(10%)以及水(10%)。各种结石中基质的元素组成成分都比较恒定,大约含氮 10%、硫 1%、碳 58%、氢 7%、氧 24%。结石基质的确切成分复杂且难以分析,基质的蛋白组分包括 TH 蛋白、肾钙素、γ- 羧基谷氨酸、尿类黏蛋白、白蛋白、酸性黏多糖和一种称为基质物质 A(matrix substance A,MSA)的黏蛋白。基质物质 A 约占基质重量的 85%,是具有免疫原性的基质部分,并且仅出现在尿石症患者的肾实质中。

基质在尿路结石形成中的作用尚存在争议:有的学者认为基质是矿化过程中必不可少的物质,为矿化提供了一个环境,诱导成核,作为无机矿物质沉积的模板和黏合剂,使结石成为一有序的结构;而其他一些学者则认为基质是矿化过程中随尿中无机物一起自然沉淀下来的,在尿路结石中不起主要的作用。生物矿化的研究表明基质在尿路结石形成过程中促进或诱发成核,并作为模板提供表面生长点,再将矿物和软组织连接。

五、固定颗粒和游离颗粒学说

尿液中晶体处于超饱和状态,晶体一旦成核就可以在通过肾脏的其他部位时生长、聚集。此过程一旦发生得足够快,一些晶体颗粒就会形成,如果颗粒生长得足够大,就会滞留在肾脏中从而形成结石。Vermeulen 及其同事提出,在集合管中传播的晶体可以迅速地生长到一定尺寸并停留在集合管,这些颗粒充当病灶形成附着在肾乳头顶端的结石。该学说称为游离颗粒学说。Finlayson 和 Reid 使用草酸盐排泄、晶体生长速率、肾小管尺寸和尿液通过肾脏的平均正常值综合评估,认为草酸钙结石形成过程中发生游离颗粒学说所假设的现象几乎不可能。他们提出了另一种模型来解释结石的形成,集合管内单一晶体并无足够的时间形成足够大的颗粒而停留,由于结晶作用、感染或其他原因的细胞坏死引起的肾小管上皮细胞损伤为小管液中过饱和的草酸钙晶体提供了黏附位点,这就是所谓的固定颗粒学说。1994 年,Kok 和 Khan 结合肾小管管径、草酸盐排泄水平、晶体生长速率、尿流率的昼夜变化及晶体聚集等数据重新评估了草酸钙结石形成的游离颗粒学说和固定颗粒学说。他们认为,通过晶体聚集,肾小球滤过液中形成的晶体可以变得足够大,从而黏附在其他部位的肾小管中。晶体聚集被认为是晶体体积短时间内增加的过程,并且在结石患者排泄的新鲜尿液中发现了较大的聚集体。

已知通过肾小管的尿液是层流的,在这种情况下肾小管上皮附近的流速应该很小甚至在上皮表面的流速可能为零。因此,在肾小管中晶体将以不同的速度行进,在尿流中部的晶体移动得较快而在肾小管上皮附近的晶体移动相对较慢,与快速移动的晶体相比,慢速移动的晶体将有机会变得更大。此外,晶体的运动也受到晶体重力以及管壁阻力的影响。Robertson 考虑了这些静水因素,进一步完善了结石形成的两种学说。他认为,在髓袢降支末端形成并靠近肾小管上皮转移的晶体可以生长到足够大的体积并滞留在肾小管腔中。

固定颗粒学说的关键点是存在一个晶体的黏附位点,从而延长晶体暴露于过饱和尿液中的时间,促进晶体的生长和聚集。对此,很多学者发现结晶黏附肾小管上皮细胞,特别是当细胞受损时,一系列炎症机制导致黏附作用增强。Miller 等发现,草酸诱导肾小管上皮细胞损伤促进草酸钙晶体的黏附。此外,许多学者发现肾损伤和炎症的标志物,如透明质酸、骨桥蛋白和细胞表面受体 CD44 等在晶体黏附时表达。损伤还可以导致肾上皮细胞膜的极化、膜的物质组成以及磷脂的对称性发生改变,如部分磷脂酰丝氨酸从膜内侧转移至外侧,膜的有序分子列阵亦遭到破坏,这些损伤和改变不仅为初始晶体的成核提供了平台和有效位点,促进了结晶的形成,而且增强了膜与成石物质的黏附,加速肾结石的形成。

六、取向附生学说

在结石的形成过程中,须先形成晶核,再形成结晶。在纯溶液中发生均匀成核,而在尿液中,晶核通常吸附在上皮细胞表面、细胞碎片或其他结晶上,发生异质成核。取向附生学说被认为是一种特殊的异质成核。1968 年,Lonsdale 提出取向附生学说:在某种成分的过饱和溶液中存在另一种结晶时,若两种晶体的晶格相似,那么过饱和溶液中的结晶就会在后者的晶面上成核和生长。取向附生学说在一定程度上解释了为何尿路结石多为混合成分组成。

一水草酸钙晶体结晶程度较好,说明其沉淀形成过程较慢,而碳酸磷灰石晶体结晶程度较差,说明其结晶在沉淀过程中速度很快,一水草酸钙晶体往往与碳酸磷灰石晶体同时存在,尤其在草酸钙结石核心中很难发现纯草酸钙核心,草酸钙结石常含有羟磷灰石,或以此为核心,也有的草酸钙结石以尿酸为核心。但也有学者认为,取向附生学说只是结石形成中的一个环节、一个过程,没有从病理、生理上解释结石发生的机制。

（姚旭东　周洪民）

参 考 文 献

［1］RANDALL A. The origin and growth of renal calculi［J］. A Surg,1937,105（6）:1009-1027.

［2］MATLAGA B R,WILLIAMS J J,KIM S C,et al. Endoscopic evidence of calculus attachment to Randall's plaque［J］. J Urol,2006,175（5）:1720-1724.

［3］EVAN A P,LINGEMAN J E,COE F L,et al. Randall's plaque of patients with nephrolithiasis begins in basement membranes of thin loops of Henle［J］. J Clin Invest,2003,111（5）:607-616.

［4］KHAN S R,RODRIGUEZ D E,GOWER L B,et al. Association of Randall plaque with collagen fibers and membrane vesicles［J］. J Urol,2012,187（3）:1094-1100.

［5］CARPENTIER X,BAZIN D,JUNGERS P,et al. The pathogenesis of Randall's plaque:a papilla cartography of Ca compounds through an ex vivo investigation based on XANES spectroscopy［J］. J Synchrotron Radiat,2010,17（3）:374-379.

［6］GAMBARO G,D'ANGELO A,FABRIS A,et al. Crystals,Randall's plaques and renal stones:do bone and atherosclerosis teach us something?［J］. J Nephrol,2004,17（6）:774-777.

［7］STOLLER M L,MENG M V,ABRAHAMS H M,et al. The primary stone event:a new hypothesis involving a vascular etiology［J］. J Urol,2004,171（5）:1920-1924.

［8］JAEGER P. Pathogenesis of renal calculi［J］. Presse Med,1994,23（25）:1151-1152.

［9］FINLAYSON B. Physicochemical aspects of urolithiasis［J］. Kidney Int,1978,13（5）:344-360.

［10］HOWARD J E,THOMAS W C. Some observations on rachitic rat cartilage of probable significance in the etiology of renal calculi［J］. Trans Am Clin Climatol Assoc,1959,70:94-102.

［11］MEYER J L,SMITH L H. Growth of calcium oxalate crystals. Ⅱ. Inhibition by natural urinary crystal growth inhibitors［J］. Invest Urol,1975,13（1）:36-39.

［12］HESS B. Tamm-Horsfall glycoprotein-inhibitor or promoter of calcium oxalate monohydrate crystallization processes?［J］. Urol Res,1992,20（1）:83-86.

［13］WORCESTER E M,BESHENSKY A M. Osteopontin inhibits nucleation of calcium oxalate crystals［J］. Ann N Y Acad Sci,1995,760:375-377.

［14］WESSON J A,WORCESTER E M,WIESSNER J H,et al. Control of calcium oxalate crystal structure and cell adherence by urinary macromolecules［J］. Kidney Int,1998,53（4）:952-957.

［15］CHRISTENSEN B,PETERSEN T E,SORENSEN E S. Post-translational modification and proteolytic processing of urinary osteopontin［J］. Biochem J,2008,411（1）:53-61.

［16］BUCHHOLZ N P,KIM D S,GROVER P K,et al. The effect of warfarin therapy on the charge properties of urinary prothrombin fragment 1 and crystallization of calcium oxalate in undiluted human urine[J]. J Bone Miner Res,1999,14(6):1003-1012.

[17] ATMANI F,KHAN S R. Role of urinary bikunin in the inhibition of calcium oxalate crystallization[J]. J Am Soc Nephrol,1999,10(Suppl 14):S385-S388.

[18] THONGBOONKERD V,CHUTIPONGTANATE S,SEMANGOEN T,et al. Urinary trefoil factor 1 is a novel potent inhibitor of calcium oxalate crystal growth and aggregation[J]. J Urol,2008,179(4):1615-1619.

[19] KHAN S R,CANALES B K, DOMINGUEZ-GUTIERREZ P R. Randall's plaque and calcium oxalate stone formation:role for immunity and inflammation[J]. Nat Rev Nephrol,2021,17(6):417-433.

[20] VERMEULEN C W,LYON E S. Mechanisms of genesis and growth of calculi[J]. Am J Med,1968,45(5):684-692.

[21] FINLAYSON B,REID F. The expectation of free and fixed particles in urinary stone disease[J]. Invest Urol,1978,15(6):442-448.

[22] KOK D J,KHAN S R. Calcium oxalate nephrolithiasis,a free or fixed particle disease[J]. Kidney Int,1994,46(3):847-854.

[23] ROBERTSON W G. Kidney models of calcium oxalate stone formation[J].Nephron Physiol,2004,98(2):21-30.

[24] MILLER C,KENNINGTON L,COONEY R,et al. Oxalate toxicity in renal epithelial cells:characteristics of apoptosis and necrosis[J]. Toxicol Appl Pharmacol,2000,162(2):132-141.

[25] LONSDALE K. Epitaxy as a growth factor in urinary calculi and gallstones[J]. Nature,1968,217(5123):56-58.

第四章　尿路结石成分

肾结石是肾盏和肾盂中的矿物结石,游离或附着在肾乳头上。大部分肾结石的形成是由于尿液中的矿物质过饱和,导致晶体形成、生长、聚集和滞留在肾脏内。据报道,全球范围内的肾结石约 80% 是由草酸钙(CaO_x)和磷酸钙(CaP)混合而成的。尿酸结石、磷酸镁铵结石和胱氨酸结石也很常见,分别占结石的 8%~10%、7%~8% 和 1%。除此之外,药物及食物中不易溶解的成分也可能在肾脏中析出并形成结晶,结晶缓慢聚集最终形成肾结石。同时,相当一部分结石并非由单一成分组成,而是由多种不同成分结石共同组成的。确定肾结石的化学成分主要依靠实验室分析,主要的分析方法包括湿法化学分析法、X 射线衍射法及红外光谱法等,但不同实验室之间的检测精确度存在差异。近年来,随着影像学的发展,普通CT 及双源 CT 亦可较为准确地识别出特定成分的肾结石。

一、结石的理化性质

肾结石是呈团块状的固体,小至沙子大小,大至鸭蛋大小,它具有不同的颜色及性状,以黄色或棕色的结石居多,质地光滑或粗糙皆有。肾结石的组成成分主要有无机物晶体和有机基质。常用的结石分类方法是通过其主要无机物成分,将结石分为四大类:钙结石、尿酸结石、磷酸镁铵结石以及胱氨酸结石。结石中的有机基质可覆盖于无机物晶体表面,并填充于晶体之间的空隙内。有机基质的种类包括许多生物大分子,如骨桥蛋白(osteopontin)、间α 抑制蛋白(inter-α-inhibitor)、尿凝血酶原片段 1(UPTF1)以及各种形式的脂类等,它们共同诱导了结石晶核的形成。无机物晶体和有机基质之间的相互作用始于晶核形成的早期,并贯穿于结石生长与形成的全过程。其中的某些生物大分子可作为结石形成的抑制剂,如UPTF1;某些既可作为抑制剂,也可以作为促进剂,如骨桥蛋白。有研究表明,CaO_x 晶体的存在可引起机体的应激反应,诱导生物大分子的产生,因此这类生物大分子的作用可能是抑制或调节结石的生长的。

(一)钙结石

钙结石是最常见的肾结石,由草酸钙(CaO_x)和磷酸钙(CaP)晶体单独或混合组成。

1. 草酸钙结石　是最常见的肾结石类型,约占所有类型结石的 80%。晶体沉积的形式多为草酸钙的一水合物及二水合物。一水草酸钙(CaO_x monohydrate,COM)的晶体很薄,呈板状,通常组合形成“哑铃”状沉积于尿液中。在结石内部,COM 晶体呈放射状扇形排列,剖面呈年轮状,晶体在结石内以晶核为中心由内向外逐层排列。二水草酸钙晶体(CaO_x dihydrate,COD)在尿液及肾结石中均呈四方双锥形结构。CaO_x 结石较小,表面可形成闪亮的光点,结石内通常同时含有 COM 和 COD 晶体。对于单一成分草酸钙结石而言,纯 COM

结石比纯 COD 结石更常见。在二者混合的结石中,COD 晶体主要分布于结石表面,使结石形成粗糙的表面;而纯 COM 结石的表面则更加光滑。现有的理论认为,草酸钙结石的形成与肾乳头钙斑(Randall plaque)密切相关,Alexander Randall 在 20 世纪 30 年代末提出假说:肾结石依托于肾乳头表面的磷灰石沉积物生长,并最终脱落。Nicole L. Miller 等人通过肾乳头活检及肾结石成分分析证实了 Randall 斑块假说在草酸钙结石方面的真实性。

导致草酸钙结石形成的主要原因为生活方式和遗传因素,即尿钙或草酸排泄增加,或尿量及尿柠檬酸排泄减少。草酸钙结石常与磷酸钙及尿酸结石共存,但与后两者不同的是,当尿 pH 处于正常范围 5~8 时,草酸钙晶体沉积的速度没有明显变化。

2. 磷酸钙结石 约有 15% 的肾结石中含有 CaP。CaP 结石主要为碱性磷灰石、二水磷酸氢钙(透钙磷石)或磷酸三钙(白磷钙石)。其中,碱性磷灰石最为常见,通常为粉末状,填充于其他晶体之间,尤其是 CaO_x 晶体。透钙磷石在肾结石中较为罕见,在结石中常呈放射状刀片状排列。白磷钙石则最为罕见。CaP 常与 CaO_x 及磷酸镁铵结石共同存在,但极少与尿酸结石共存,其原因在于尿 pH 对磷酸钙及尿酸溶解度的差异。

尿钙升高、低柠檬酸尿及尿液 pH 升高是 CaP 结石形成的主要危险因素。

(二)尿酸结石

尿酸结石占肾结石总数的 8%~10%,在肥胖和胰岛素抵抗(即代谢综合征)患者中发病率更高。大部分尿酸结石呈鹅卵石状,晶核为松散的无水尿酸结晶,周围辐射状包绕着无水尿酸晶体。另一类尿酸结石具有较为紧致的外壳,但内部仍是易碎多孔的结构,这类结石主要由无水尿酸、二水合尿酸、有机基质及 COM 晶体共同组成。

与钙结石不同的是,由于尿酸在 pH 降低时溶解度降低,因此尿液 pH 降低(pH<5.5)是导致尿酸结石的主要原因。此外,尿酸排泄过多(即高尿酸尿症)、饮食摄入过多富含嘌呤的食物、内源性尿酸产生过多、嘌呤分解增加(如骨髓增生性疾病及化疗患者)和尿酸重吸收被抑制都是尿酸结石产生的原因。

(三)磷酸镁铵结石

磷酸镁铵结石,也被称为"鸟粪石"或"感染性结石",目前占全球所有结石的 7%~8%,通常是由于产生脲酶的微生物(如变形杆菌或克雷伯氏菌)感染,微生物代谢产生氨气碱化尿液,进而导致六水合磷酸镁铵晶体形成。鸟粪石和碳酸盐磷灰石晶体共存时,二者可以迅速长大,填满肾盂和肾盏内的空间,形成鹿角状的大结石。鸟粪石常会引起尿源性脓毒血症而导致患者死亡,因此抗生素治疗加上手术治疗成为治疗鸟粪石的主要选择。同时,鸟粪石的复发率较高,在免疫功能受损的患者中尤为显著。鸟粪石是由球状碳酸盐磷灰石晶体包裹的"棺盖"状鸟粪石晶体组成,内部混有细胞碎片及细菌。

尿路中存在脲酶是形成磷酸镁铵结石的唯一尿路危险因素。

(四)胱氨酸结石

胱氨酸结石的形成是由于患者具有常染色体隐性缺陷,导致其缺乏胱氨酸肾脏转运蛋白,在肾脏中胱氨酸重吸收减少导致尿液中胱氨酸增加,最终在正常的尿液 pH 下,胱氨酸析出形成胱氨酸结晶,聚集形成反复出现的肾结石和膀胱结石。胱氨酸结石结构紧密,呈琥珀色,略微不透明,密度均匀。

(五)其他晶体类型结石

腺嘌呤磷酸核糖转移酶（APRT）缺乏症是一类常染色体隐性遗传病,可导致 2,8- 二羟腺嘌呤（2,8-dihydroxyadenine,DHA）结石。运用药物别嘌呤醇可预防这类结石的形成。

在尿液中,某些溶解度较低的药物及其代谢物更容易因过饱和而析出,并在集合系统中形成结晶,即所谓的医源性结石。例如,接受蛋白酶抑制剂（茚地那韦及阿扎那韦等）治疗的人类免疫缺陷病毒（human immunodeficiency virus,HIV）感染者患肾结石的风险更高。茚地那韦及阿扎那韦部分经肝脏代谢,另一部分药物则成比例由肾脏排出,最终在肾脏中形成结晶及肾结石。

食物中的难溶及不溶物质也极易在肾脏中形成结晶并沉积,最终形成肾结石。如 2008年国内发生的重大食品安全卫生事件——三聚氰胺事件,因不良厂商在婴幼儿奶粉中违法添加三聚氰胺,导致超过 29.4 万婴幼儿患上肾结石,超过 5 万名患儿住院,6 名患儿因此死亡的惨剧。

(六)混合成分结石

某些结石并非由单一成分的晶体组成,而是由上述多种类型晶体组合而成的。例如,CaO_x 晶体常与 CaP 及尿酸晶体共同组成结石;CaP 常与 CaO_x 及磷酸镁铵晶体共同组成结石等。

二、尿路结石成分的检测方法

目前,主要的实验室结石成分分析方法有湿法化学分析法、热重分析法、偏振光显微镜法、电子显微镜法、X 射线衍射分析法、红外光谱法及基本分布分析法（elementary distribution analysis,EDAX）等。近年来随着影像学的发展,普通 CT 及双源 CT 亦可较为准确地识别出特定成分的肾结石。

(一)实验室检测

1. **湿法化学分析法** 是最广泛使用的结石分析方法,但只能识别单个离子或自由基,且不同实验室或不同试剂盒之间检测差异较大。

优点:操作简单,耗费的成本低。缺点:测试耗时长,且需要的样品量较大;仅能识别单个离子和自由基,如无法区分钙结石的一水合物及二水合物。

2. **热重分析法** 检测原理是在氧气充足的条件下将待测样本逐渐加热至 1 000℃,在此过程中记录待测样本的温度及重量变化。不同物质都有其各自的形态及化学转归,因此通过样品的温度改变、重量改变及焓变可以计算出样品中每个成分及其所占的比例。

优点:简单快速。缺点:需要的样品量较大,样品在检测后无法回收,且难以识别性状相近的两种物质。

3. **偏振光显微镜法** 原理是运用偏振光与结石晶体的相互作用。取结石的不同部位置于偏振光显微镜下,滴加适量的折光率液,通过检测参数可识别结石晶体的颜色、折射率及二次折射率。

优点:经济实惠且检测速度快,可以分析较小的样本量,且能检测含量较少的成分。缺点:需要检测者具有丰富的检测经验,且在区分某些成分的结石时较为困难,如尿酸结石、磷酸钙结石等。

4. 电子显微镜法　运用透射电子显微镜观察结石的微观结构,可在不破坏结石结构的情况下观察到 1~5nm 的结石微观结构,并导出高分辨率的图像。

优点:不破坏待测样本,可在不改变其空间结构和形态的情况下对待测样品进行可视化检测。缺点:检测成本较高。

5. X 射线衍射分析法　检测原理是通过 X 射线照射待测样品,通过样品被照射后的衍射图案识别待测样品的成分。

优点:容易准备,自动测量,定量分析,且可以精确区分所有晶体成分。缺点:检测成本较高且无法检测非无机物结晶成分。

6. 红外光谱法　最早于 1955 年被运用,现已成为最准确的体外结石诊断方法之一。检测原理是通过红外线激发样品的原子震动,最终通过能量吸收谱检测结石成分。常用的红外光谱法可分为直接红外光谱法和非破坏性红外光谱法两种。前者需要将待测样品与溴化钾共同压缩并分析,而后者检测后样品可进行回收。

优点:检测成本适中,可检测较小的样本量,可运用搜索匹配功能进行半自动评估,可检测非晶体类生物大分子成分,如嘌呤、蛋白质、脂肪和药物代谢产物等。缺点:分析前准备较为复杂且耗时,仪器的分辨率和吸收带的重叠性可能会影响其结果的可靠性,如鸟粪石中的碳酸盐或草酸钙结石及尿酸结石中的胱氨酸结石。

7. 基本分布分析法　最主要用途是计算结石中不同成分的晶体所占的比例,及发现结石中其他化学成分。同时,此方法也可验证电子显微镜法的检测结果。

(二)影像学检测

大部分肾结石患者都会接受 CT 扫描检查。标准 CT 所获取的结石 CT 值与结石密度相关,草酸钙结石与透钙磷石的 CT 值较高,尿酸结石的 CT 值较低,但通过 CT 值判断结石成分的准确率较低,且无法准确判断混合成分结石。

一项针对双源 CT 的研究表明,尿酸结石、鸟粪石、一水草酸钙结石和透钙磷石具有较好的光谱分离能力,混合性结石虽然在衰减分析中无法与其他结石分离,但通过其他参数校正后也可与其他结石分离。因此,双源 CT 在鉴定结石成分方面可通过影像学表现,在体内区分肾结石的类型。

(高小峰　高宇宸　刘　欢)

参 考 文 献

[1] KHAN R. Nephrocalcinosis in animal models with and without stones[J]. Urol Res,2010,38(6):429-438.

[2] FINLAYSON B. Physicochemical aspects of urolithiasis[J]. Kidney Int,1978,13(5):344-360.

[3] EVAN P. Physiopathology and etiology of stone formation in the kidney and the urinary tract. Pediatr

［J］. Nephrol,2010,25（5）:831-841.

［4］ABBAS B,MARYAM T,FATEMEH T. What is the state of the stone analysis techniques in urolithiasis?［J］. Urol J,2012,9（2）:445-454.

［5］GUY H,RUTH E,MORDECHAI D,et al. Determination of renal stone composition with dual-energy CT:in vivo analysis and comparison with X-ray diffraction［J］. Radiology,2010,257（2）:394-401.

［6］ZILBERMAN E,FERRANDINO M,PREMINGE K,et al. In vivo determination of urinary stone composition using dual energy computerized tomography with advanced post-acquisition processing［J］. J Urol,2010,184（6）:2354-2359.

［7］KHAN R,HACKETT L. Role of organic matrix in urinary stone formation:an ultrastructural study of crystal matrix interface of calcium oxalate monohydrate stones［J］. J Urol,1993,150（1）:239-245.

［8］KHAN R,KOK J. Modulators of urinary stone formation［J］. Front Biosci,2004,9:1450-1482.

［9］KHAN R,ATMANI F,GLENTON P,et al. Lipids and membranes in the organic matrix of urinary calcific crystals and stones［J］. Calcif Tissue Int,1996,59（5）:357-365.

［10］HUNTER G. Role of osteopontin in modulation of hydroxyapatite formation［J］. Calcif Tissue Int,2013,93（4）:348-354.

［11］RYALL L. Macromolecules and urolithiasis:parallels and paradoxes［J］. Nephron Physiol,2004,98（2）:37-42.

［12］MILLER N L,GILLEN D L,WILLIAMS J C JR,et al. A formal test of the hypothesis that idiopathic calcium oxalate stones grow on Randall's plaque［J］. BJU Int,2009,103（7）:966-971.

［13］MILLER L,WILLIAMS R,EVAN B,et al. Idiopathic calcium oxalate stone-formers,unattached stones show evidence of having originated as attached stones on Randall's plaque［J］. BJU Int,2010,105（2）:242-245.

［14］SIENER R,NETZER L,HESSE A.Determinants of brushite stone formation:a case-control study［J］. PLoS ONE,2013,8（11）:e78996.

［15］GRASES F,VILLACAMPA A I,COSTA-BAUZÁ A,et al.Uric acid calculi:types,etiology and mechanisms of formation［J］. Clin Chim Acta,2000,302（1-2）:89-104.

［16］GRIFFITH D P,OSBORNE C A. Infection（urease）stones［J］. Miner Electrolyte Metab,1987,13（4）:278-285.

［17］KHAN R,HACKETT L,FINLAYSON B. Morphology of urinary stone particles resulting from ESWL treatment［J］. J Urol,1986,136（6）:1367-1372.

［18］BOLLEE G,DOLLINGER L,BOUTAUD D et al. Phenotype and genotype characterization of adenine phosphoribosyltransferase deficiency［J］. J Am Soc Nephrol,2010,21（4）:679-688.

［19］TATTEVIN P,REVEST M,CHAPPLAIN JM,et al. Increased risk of renal stones in patients treated with atazanavir. Clin［J］. Infect Dis,2013,56（1）:186.

［20］IZZEDINE H,LESCURE X,BONNET F. HIV medication-based urolithiasis［J］. Clin Kidney J,2014,7（2）:121-126.

［21］GABRIELS G,LAMBERT M,SMITH P,et al. Melamine contamination in nutritional supplements — is it an alarm bell for the general consumer,athletes,and 'Weekend Warriors'?［J］Nutr J,2015,14:69.

［22］DING J. Childhood urinary stones induced by melamine-tainted formula:how much we know,how much we don't know［J］. Kidney Int,2009,75（8）:780-782.

［23］KRAMBECK E,KHAN F,JACKSON E,et al. Inaccurate reporting of mineral composition by commercial stone analysis laboratories：implications for infection and metabolic stones［J］. J Urol,2010,184（4）：1543154-1543159.

［24］DAVIS P,MARK D,DUKE H,et al. Changing composition of staghorn calculi［J］. J Urol,2011,186（6）：2285-2290.

［25］MARCHINI S,GEBRESELASSIE S,LIU X,et al. Absolute Hounsfield unit measurement on noncontrast computed tomography cannot accurately predict struvite stone composition［J］. J Endourol,2013,27（2）：162-167.

第五章　基因学与尿路结石

尿路结石形成受多种因素的影响,基因学是其中重要的因素之一。我们可以从多个角度理解基因学在尿路结石中发挥的作用。

一、种族与尿路结石

人们很早就观察到尿路结石在不同种族间的发病率存在明显差异。考虑到结石与环境、地区、天气等之间的强相关性,同一地区不同族群间的比较更有意义。在美国,白种人尿路结石的患病率最高,而西班牙裔、亚洲裔、非洲裔人群的发病率分别只有白种人的70%、63%、44%。Mente研究发现,同一地区不同种族的结石发病率差异巨大。东亚裔患病率为白种人的40%,而西亚裔发病率则是白种人的2.4倍。在南非,欧洲人、印度人和非洲班图人尿路结石的发病率也明显不同。当地白种人群体患尿路结石的人很多,而班图人极少患尿路结石。在泰国尿路结石高发地区,华裔居民一般疾病的患病率较低,但肾结石发病率却明显高于当地居民。

一般认为,黑种人尿路结石的患病率较低,尤其比白种人低。Goetzee在南非观察16.2万非洲人尿路结石的发病率变化情况,发现黑种人结石患者仅占万分之一。Schey等统计了美国北卡罗来纳州Forsyth医院的住院患者,发现白种人和非白种人尿路结石发病率之比为4.1∶1。其可能原因包括肤色的保护作用、低水平的尿钙和尿磷、低水平的尿黏蛋白等。需要注意的是,这种差异并非绝对,当生活环境和条件发生变化的时候,黑种人的发病率也随之变化。Quinland注意到,当黑种人摄取跟白种人类似的饮食后,其尿路结石发病率随之增加。Mason发现在军队中黑种人和白种人的结石发病率没有明显差别,作者推测可能与他们在军队中一致的生活条件有关。Maloney等发现,尽管不同种族的结石发病率差异巨大,同一地区白种人和非白种人的代谢异常比例却异常接近。因此,关于种族与尿路结石发病率的关系是由于不同种族人群对疾病的遗传易感性不同,还是由于生活习惯、社会背景、经济水平的差异造成的,尚需要进一步研究。

二、家族与尿路结石

部分尿路结石患者表现出明显的家族倾向。研究表明35%~65%的肾结石患者存在家族史,而未患结石的人群中,只有5%~20%的存在结石家族史。McGeown调查了174例尿路结石患者的家族病史,发现结石患者的父母亲和同胞兄弟姐妹的肾结石发生率显著高于对照组亲属。与此同时,有研究表明有家族史的结石患者比没有家族史的患者复发率更高。

与结石相关的代谢异常也存在家族聚集倾向。Pak发现一个家族12位成员患有含钙尿路结石,其中 6 人伴有吸收性高钙尿症,2 人的母亲虽没有尿路结石,但也存在着吸收性高钙尿症。Alaujem 在一组 22 例特发性高钙尿症患者及其亲属的研究中发现,患者父母和其他血缘亲属中也存在着钙代谢异常。有学者发现,高磷酸血症与 HLA-B35 的高频率表达有关,高磷酸尿症则与 HLA-B13 和 HLA-B35 的表达呈正相关,而与 HLA-A28 的表达呈负相关。

双生子研究通过比较同卵双生子之间和异卵双生子之间的疾病差异来了解基因和环境的影响及程度。现有多个双生子研究均表明,尿路结石存在明显的遗传倾向。整体上,肾结石和尿钙排泄的遗传度 >45%;若存在明显的家族史,遗传度则 >50%。

三、基因与尿路结石

已经确定不少基因突变是结石形成的原因,或与结石形成密切相关。近年来,随着技术的发展,学者们能够更加深入地阐述尿路结石的基因学基础。2009 年,第一个 GWAS 研究在荷兰和冰岛人群中进行,并在 Claudin14(CLDN14、rs219779 和 rs219780)中鉴定了与肾结石和骨密度相关的两个同义突变体。这些单核苷酸多态性(single nucleotide polymorphism,SNP)还与血清碱性磷酸酶(alkaline phosphatase,ALP)、血清镁、血清甲状旁腺激素(PTH)和尿钙排泄有关。多个全基因组关联研究共确定 25 个候选基因与肾结石密切相关,其中包括多个与尿路结石单基因遗传病相关的基因(如 *CASR*、*CYP24A1*、*WDR72*、*SLC34A1* 等)。

目前已明确部分基因突变,尤其是单基因突变与结石形成的关系。尽管多数患者结石形成的确切遗传学机制并不明确,我们仍可以通过部分已明确的基因病窥探基因在结石代谢异常中发挥的重要作用。

(一)钙代谢相关

1. 遗传性特发性高钙尿症 特发性高钙尿症是尿路结石患者最常见的代谢异常,其中部分患者受单基因因素影响,表现为常染色体显性遗传。*ADCY10* 和 *VDR* 是文献报道的两个明确的致病基因。*ADCY10* 致病基因位于 1 号染色体长臂,相关患者的基因序列分析显示,该基因至少有 6 个突变位点,其中 4 个位点的突变可导致特发性高钙尿症风险增加 2.2~3.5 倍。多个研究检测到 *VDR* 基因的杂合子突变,但部分患者并没有明显的高钙尿症。

2. 原发性甲状旁腺功能亢进 甲状旁腺激素调节钙磷代谢,通过动员骨钙入血,促进肾小管对钙离子的重吸收和磷酸盐的排泄,使血钙上升、血磷下降。

原发性甲状旁腺功能亢进(PHPT)大多为散发,少数为家族性。家族性 PHPT 发病机制较明确,多为基因突变导致的抑癌基因失活或原癌基因活化引起。目前已发现单个或多个基因的失活突变(*MEN1*、*CDKN1B*、*CaSR*、*GNA11*、*AP2S1*、*HRPT2*、*HRPT2*)或激活突变(*RET*)均可能导致家族性 PHPT,且多数为相关遗传综合征的表现之一。部分散发型 PHPT 患者的腺瘤细胞中存在染色体 1p、6q、15q 及 11q 的缺失。细胞周期蛋白 D1(*Cyclin D1*、*CCND1* 或 *PRAD1*)基因是最早被确认的 PHPT 原癌基因,位于人类染色体 11q13。20%~40% 的甲状旁腺癌中存在 *CCND1* 的过度表达,可能与 DNA 重排相关。

3. 远端肾小管性酸中毒(dRTA) 是导致高钙尿症的代谢障碍性疾病之一,部分患者可表现为明显的家族遗传性,多数为常染色体显性遗传。目前已经发现与之相关的单基因突变有 3 个,分别为 *SLC4A1*、*ATP6V1B1* 和 *ATP6V0A4*。*SLC4A1* 位于 17 号染色体长臂,编码一种氯 - 碳酸氢盐交换体(AE1)。*ATP6V1B1* 和 *ATP6V0A4* 分别编码质子泵的两个亚单位(B1 和 A4),与质子泵功能相关。这些蛋白的功能障碍导致远端肾小管内氢离子分泌不足、碳酸和二氧化碳形成减少,阻碍了碳酸氢盐的重吸收,并进一步导致高氯血症、低钾血症,往往也同时伴有高钙尿症。Palazzo 等在一个 89 例临床诊断为 dRTA 的队列中发现,72% 的患者存在上述基因突变。

4. **常染色体显性遗传低钙血症**(autosomal dominant hypocalcaemia,ADH)的原因是钙敏感受体(calcium sensing receptor,CaSR)信号通路的组分发生增益突变,导致 CaSR 对细胞外钙浓度变化的敏感性增加。ADH 可分为 1 型和 2 型。ADH1 型由 G 蛋白偶联的 CaSR 突变引起,ADH2 型由 GNA11 编码的 G 蛋白亚基信号亚体 Gα11 的突变引起。仍有约 30% 的 ADH 的基因突变并不明确。

5. **Bartter 综合征**　是一种以低血钾性碱中毒、低血压、高肾素高醛固酮、高钙尿症为主要临床表现的肾小管疾病。目前发现至少有 6 种基因突变可导致该疾病,也是该疾病的分型基础(表 5-1)。Ⅰ~Ⅳ型为常染色体隐性遗传;Ⅴ型表现为常染色体显性遗传;Ⅵ型为 X-连锁隐性遗传,该基因(*CLCN5*)的突变更多地与 Dent 病有关。

表 5-1　Bartter 综合征突变基因与分型

分型	突变基因
Ⅰ	*NKCC2*(也称 *SLC12A1*)
Ⅱ	*ROMK*(也称 *KCNJ1*)
Ⅲ	*CLCNKB*
Ⅳ	*BSND*
Ⅴ	*CASR*
Ⅵ	*CLCN5*

6. **Dent 病**　于 1964 年首先由 Dent 报道,表现为低分子量蛋白尿、高钙尿症、肾钙化、肾结石,亦可呈现与 Fanconi 综合征类似的近端小管广泛病变。Dent 病可分为 1 型和 2 型,均为 X 连锁隐性遗传。1 型由位于 Xp11.23 号染色体上的 *CLCN5* 基因突变引起。该基因编码的 ClC-5 主要表达于近端小管、Henle 环的升支和集合管,在受体介导的内吞重吸收中发挥重要作用。*CLCN5* 相关突变导致近端小管中溶质再吸收减少,并破坏酸化和物质转运过程。2 型是由位于 Xq26.1 上 *OCRL* 基因突变引起的。*OCRL* 突变通常导致磷脂酰肌醇 4,5- 二磷酸肌醇 5- 磷酸酶的 5- 磷酸酶活性丧失,或由于错误折叠导致其蛋白水平降低,并进一步导致内吞转运障碍。

7. **遗传性低磷血症性佝偻病伴高钙尿症**(hereditary hypophosphataemic rickets with hypercalciuria,HHRH)　是一种罕见的常染色体隐性遗传病,表现为身材矮小、肾磷酸盐清除率增加、血钙正常但尿钙增加等特征。编码钠依赖性磷酸盐转运蛋白 2c(sodium-dependent phosphate transporter 2c,NPT2c)的 *SLC34A3* 基因突变是其遗传学基础。有研究表明,*SLC34A3* 杂合子突变携带者出现肾脏钙化和肾结石风险增加,并可能导致尿钙排泄增加。

SLC34A1 基因编码另一种类似的转运蛋白 2a（NPT2a）。有报道称，该基因的杂合子突变与低磷血症、肾结石及骨质疏松存在相关性。

8. **家族性低镁血症伴高钙尿和肾钙素沉着**（familial hypomagnesaemia with hypercalciuria and nephrocalcinosis，FHHNC） 是一种罕见的常染色体隐性遗传病，影响 Henle 环和肾小管升支，表现为尿镁和钙排泄增加。FHHNC 通常于儿童时期发病，1/3 的患者到青春期发展成慢性肾衰竭。在 FHHNC 患者中的基因学研究表明，*CLDN16*（也称 PCLN1）的纯合或杂合错义突变是其遗传学基础。迄今为止，已发现 50 多个与 FHHNC 相关的 *CLDN16* 突变类型。

9. **婴幼儿高钙血症**　*CYP24A1* 和 *SLC34A1* 的双等位基因突变是婴幼儿高钙血症的病因。在部分表现为高钙血症、高钙尿症，且维生素 D 合成的抑制剂（氟康唑或酮康唑）治疗有效的成人患者中，也可检测到 *CYP24A1* 的失能突变。

（二）草酸代谢相关

原发性高草酸尿症是一种常染色体隐性遗传的草酸代谢障碍性疾病。临床上分 3 个类型：1 型为恶性婴儿型，发病中位年龄为 5.2 岁，易进展为终末期肾病，由 *AGXT* 突变引起；2 型为少年型，由 *GRHPR* 突变引起；3 型为成年良性型，由 *HOGA1* 突变引起，一般不会发展成终末期肾病。此外，*SLC26A1* 失能突变在原发性高草酸尿症患者中也有报告。

（三）嘌呤代谢相关

1. **遗传性高尿酸血症**　多种嘌呤代谢相关基因突变可导致遗传性高尿酸血症。

黄嘌呤 - 鸟嘌呤磷脂酰基转移酶（HGPRT）在嘌呤代谢中起核心作用，该酶由位于 X 染色体长臂上的 *HPRT1* 编码。*HPRT1* 突变导致 HGPRT 酶缺乏，其完全缺乏与 Lesch-Nyhan 综合征有关。Lesch-Nyhan 综合征是一种 X 连锁隐性疾病，主要表现为智力障碍、舞蹈指痉症、痉挛性大脑麻痹与精神症状，这些症状均与高尿酸血症及随后出现的痛风性结石有关。

PRPS1 突变导致的磷酰焦磷酸合酶（phosphotransferase，PRPPS）活性增加也与高尿酸血症、高尿酸尿症和痛风有关。存在这种突变的男性可能还存在听力损失、尿酸结石、精神发育迟缓等症状。

SLC22A12 或 *SLC2A9* 分别编码近端肾小管的尿酸转运体 -1（urate transporter-1，URAT1）和葡萄糖转运蛋白 -9（glucose transporter-9，GLUT9），介导尿酸再吸收和葡萄糖转运。这些转运体均参与尿酸的再吸收。当基因突变导致蛋白功能缺失可导致高尿酸血症。

2. **黄嘌呤尿症**　是一种罕见常染色体隐性遗传病，表现为黄嘌呤氧化酶缺乏、次黄嘌呤及黄嘌呤堆积、尿次黄嘌呤及黄嘌呤排泄增加而尿酸排泄减少等。黄嘌呤尿症分为两型：1 型由黄嘌呤脱氢酶（xanthine dehydrogenase，XDH）突变导致，2 型由 XDH 的活化辅助因子 MOCOS 突变引起。这些酶缺陷导致血清和尿液中尿酸水平降低，黄嘌呤水平升高，次黄嘌呤被重吸收利用。

3. **腺嘌呤磷酸酰基转移酶缺乏症**　腺嘌呤磷酰基转移酶（APRT）缺乏是由 APRT 突变引起的。患者体内腺嘌呤堆积，随后被 XDH 氧化形成 2,8- 二羟基腺嘌呤。2,8- 二羟基腺嘌呤溶解度差，在尿液中易形成结晶。肾结石是 APRT 缺乏症患者最常见的临床表现。晶体沉积引起的肾小管间质损伤可导致部分患者发展成肾衰竭。

（四）胱氨酸代谢相关

胱氨酸尿症是一种典型的遗传性疾病，以尿液胱氨酸重吸收障碍为特点，多为常染色体隐性遗传。在儿童结石中占 5%，成人结石中占 1%。正常状态下，尿中胱氨酸几乎能够全部（99%）被重吸收。当重吸收过程受阻，胱氨酸进入终尿，使尿液呈高浓度状态，于酸性尿液环境中不溶解而析出，形成结石。过去胱氨酸尿症多被分为 3 型：Ⅰ型为纯合子完全隐性遗传，患者肾小管和小肠的胱氨酸转运系统均存在异常，杂合子尿液胱氨酸的排泄正常；Ⅱ型纯合子存在着二羟氨基酸的小肠转运缺陷，而胱氨酸的转运能力稍减低，杂合子尿液赖氨酸和胱氨酸的排泄正常，表现为不完全的隐性遗传；Ⅲ型纯合子患者的小肠转运系统正常，杂合子尿液胱氨酸和赖氨酸的排出增加。但随着遗传学及分子生物学的研究进展，目前多根据基因突变类型将胱氨酸尿症分为两型：Ⅰ型由是由 *SLC3A1* 的缺陷引起的，以常染色体隐性遗传方式遗传，杂合子具有正常的尿胱氨酸排泄；Ⅱ型是由 *SLC7A9* 变异体引起的，是常染色体显性遗传，不完全外显，杂合子具有不同程度的胱氨酸过度分泌，部分胱氨酸分泌正常。

尿路结石的基因学研究仍在进行中。纵观文献报道，我们发现相关研究报道在近 10 年呈明显增长之势。可以推测，随着技术的进展、研究的深入，基因学在尿路结石中的作用将得到更加全面的阐述。

（郭剑明　奚　伟）

参 考 文 献

[1] MICHAELS E K, NAKAGAWA Y, MIURA N, et al. Racial variation in gender frequency of calcium urolithiasis[J]. J Urol, 1994, 152(6 Pt 2):2228-2231.

[2] RAMEY S L, FRANKE W D, SHELLEY M C. Relationship among risk factors for nephrolithiasis, cardiovascular disease and ethnicity[J]. AAOHN J, 2004, 52(3):116-121.

[3] MENTE A, HONEY R J, MCLAUGHLIN J R, et al. Ethnic differences in relative risk of idiopathic calcium nephrolithiasis in North America[J]. J Urol, 2007, 178(5):1992-1997.

[4] COETZEE T. Urinary calculus in the Indian and African in Natal[J]. S Afr Med J, 1963, 37(43):1092-1095.

[5] SCHEY H M, CORBETT W T, RESNICK M I. Prevalence rate of renal stone disease in Forsyth County, North Carolina during 1977[J]. J Urol, 1979, 122(3):288-291.

[6] MASON K T. US army aviation epidemiology data register:descriptive analysis of medical disqualification among female army aviator training applicants[J]. Armyaeromedical Research Lab Fort Ruckeral, 1995, 126(6):717-719.

[7] MALONEY M E, SPRINGHART W P, EKERUO W O, et al. Ethnic background has minimal impact on the etiology of nephrolithiasis[J]. J Urol. 2005, 173(6):2001-2004.

[8] RESNICK M, PRIDGEN D B, GOODMAN H O. Genetic predisposition to formation of calcium oxalate renal calculi[J]. N Engl J Med, 1968, 278(24):1313-1318.

[9] PAK C Y, MCGUIRE J, PETERSON R, et al. Familial absorptive hypercalciuria in a large kindred[J]. J Urol, 1981, 126(6):717-719.

［10］SHUEN A Y,WONG B Y,WEI C,et al. Genetic determinants of extracellular magnesium concentration：Analysis of multiple candidate genes,and evidence for association with the estrogen receptor α（ESR1）locus［J］. Clin Chim Acta,2009,409（1-2）：28-32.

［11］MONGA M,MACIAS B,GROPPO E,et al. Genetic heritability of urinary stone risk in identical twins［J］. J Urol,2006,175（6）：2125-2128.

［12］THORLEIFSSON G,HOLM H,EDVARDSSON V,et al. Sequence variants in the CLDN14 gene associate with kidney stones and bone mineral density［J］. Nat Genet,2009,41（8）：926-930.

［13］AKBARI A,PIPITONE B,ANVAR Z,et al. ADCY10 frameshift variant leading to severe recessive asthenozoospermia and segregating with absorptive hypercalciuria［J］. Hum Reprod,2009,34（6）：1155-1164.

［14］SHARMA S,RASTOGI A,BHADADA K,et al. Prevalence and predictors of primary hyperparathyroidism among patients with urolithiasis［J］. Endocr Pract,2017,23（11）：1311-1315.

［15］EVAN P,LINGEMAN J,COE F,et al. Renal histopathology of stone-forming patients with distal renal tubular acidosis［J］. Kidney Int,2007,71（8）：795-801.

［16］PALAZZO V,PROVENZANO A,BECHERUCCI F,et al. The genetic and clinical spectrum of a large cohort of patients with distal renal tubular acidosis［J］. Kidney Int,2017,91（5）：1243-1255.

［17］POLLAK R,BROWN M,ESTEP L,et al. Autosomal dominant hypocalcaemia caused by a Ca^{2+}-sensing receptor gene mutation［J］. Nat Genet,1994,8（3）：303-307.

［18］CUNHA T D S,HEIBERG I P. Bartter syndrome：causes,diagnosis,and treatment［J］. Int J Nephrol Renovasc Dis,2018,11：291-301.

［19］BERKEL Y,LUDWIG M,VAN A,et al. Proteinuria in Dent disease：a review of the literature［J］. Pediatr Nephrol,2017,32（10）：1851-1859.

［20］HOOPES R,SHRIMPTON E,KNOHL J,et al. Dent disease with mutations in OCRL1［J］. Am J Hum Genet,2005,76（2）：260-267.

［21］BERGWITZ C,MIYAMOTO I. Hereditary hypophosphatemic rickets with hypercalciuria：pathophysiology,clinical presentation,diagnosis and therapy［J］. Pflugers Arch,2019,471（1）：149-163.

［22］GORDON J,LI D,DOYLE D,et al. Digenic heterozygous mutations in SLC34A3 and SLC34A1 cause dominant hypophosphatemic rickets with hypercalciuria［J］. J Clin Endocrinol Metab,2020,105（7）：2392-2400.

［23］CLAVERIE F. Familial hypomagnesaemia with hypercalciuria and nephrocalcinosis：clinical and molecular characteristics［J］. Clin Kidney J,2015,8（6）：656-664.

［24］DEEB A,ABOOD A,SIMON J,et al. A novel CLDN16 mutation in a large family with familial hypomagnesaemia with hypercalciuria and nephrocalcinosis［J］. BMC Res Notes,2013,6（1）：1-7.

［25］ROUSSEAU I,JONES G,SCHLINGMANN K,et al. CYP24A1 and SLC34A1 pathogenic variants are uncommon in a canadian cohort of children with hypercalcemia or hypercalciuria［J］. Horm Res in Paediatr,2021,94（3-4）：1-9.

［26］COHAT P,RUMSBY G. Primary hyperoxaluria［J］. N Engl J Med,2013,369（7）：649-658.

［27］LI G,HOU Y,ZHANG X,et al. Hypouricemic effect of allopurinol are improved by Pallidifloside D based on the uric acid metabolism enzymes PRPS,HGPRT and PRPPAT［J］. Fitoterapia,2016,113：1-5.

［28］ PAVELCOVA K,BOHATA J,PAVLIKOVA M,et al. Evaluation of the influence of genetic variants of SLC2A9（GLUT9）and SLC22A12（URAT1）on the development of hyperuricemia and gout［ J ］. J Clin Med, 2020,9（8）:2510.

［29］ MRAZ M,HURBA O,BARTL J,et al. Modern diagnostic approach to hereditary xanthinuria［ J ］. Urolithiasis, 2015,43（1）:61-67.

［30］ RUNOLFSDOTTIR L,PALSSON R,AGUSTSDOTTIR M,et al. Long-term renal outcomes of APRT deficiency presenting in childhood［ J ］. Pediatr Nephrol,2019,34（3）:435-442.

［31］ CHILLARÓN J,FONT-LLITJÓS M,FORT J,et al. Pathophysiology and treatment of cystinuria［ J ］. Nat Rev Nephrol,2010,6（7）:424-434.

［32］ BIYANI S,CARTLEDGE J. Cystinuria—diagnosis and management［ J ］. EAU-EBU Update Series,2006,4 （5）:175-183.

［33］ CLAES J,JACKSON E. Cystinuria:mechanisms and management［ J ］. Pediatr Nephrol,2012,27（11）:2031- 2038.

第六章　蛋白质组学与尿路结石

随着破译生命密码的人类基因组计划进入尾声,一个以蛋白质和药物基因为研究重点的后基因时代已经拉开序幕。人们越来越清晰地看到,以往研究的策略都是从细胞的基因水平认识其生理、病理变化,忽略了基因组序列表达信息和生命活动的执行者——蛋白质与基因并非一一对应关系,基因的产物是蛋白质,生物的表型也是通过蛋白质来体现,人体内真正发挥作用的是蛋白质。因此,目前科研工作者们将研究的战略重点从结构基因组学转向功能基因组学,而蛋白质组学正是作为功能基因组研究的重要支柱在20世纪90年代中期应运而生的。蛋白质组学是大规模、高通量、系统化研究某一类型细胞、组织、体液中的所有蛋白质组成及其功能的学科。它不仅要确定蛋白质的种类、数量、结构、定位和相互作用,而且要分析这些蛋白质在细胞生理、病理状态中的具体功能。目前蛋白质组学成为生物医学研究的热点。在尿路结石领域,通过双向凝胶电泳、质谱技术及生物信息学三大蛋白研究技术使得越来越多的蛋白也分离鉴定出来,人类可以从组织、细胞或体液蛋白质整体水平这一全新角度来阐述尿路结石。

一、肾钙素和尿路结石

肾钙素(nephrocalcin,NC)是一种尿液糖蛋白,来自肾近曲小管和髓袢升支粗段细胞,分子量为1.410~4D,在尿液中可形成多聚体。生化分析表明肾钙素分子中碳水化合物占10.3%,不含葡糖醛酸;氨基酸组成中约25%是酸性氨基酸,包括γ-羧基谷氨酸(GLa)。肾钙素能与一水草酸钙(COM)晶体可逆性结合,解离常数为0.53μM;在液气交界面形成的单分子薄层极其稳定能耐受高达41.5dyn/cm的压力。肾钙素由Ito等发现,正常肾钙素蛋白是尿中天然存在的COM晶体成核、生长、聚集的主要抑制物。人们通过大量实验发现,维生素K可以提高肾结石患者尿肾钙素γ-羧基谷氨酸量,增强其抑制作用,减少肾结石的发生。肾钙素具有稳定双极性结构,肾钙素分子通过羧基和磷酸基同晶体表面特殊位点暴露的离子结合,包裹其上,分子中非极性端朝外,防止草酸钙晶体进一步生长和聚集。因此,目前认为肾钙素是尿路结石的生理性抑制剂。

二、骨桥蛋白与尿路结石

骨桥蛋白(OPN)是在类骨质中由基质细胞产生的、骨特异的、富含唾液酸的磷酸化糖蛋白,普遍存在于各种组织中,如肾脏和胃肠道的上皮细胞、胆囊、胰腺、胎盘等组织,也存在于体液中。在尿路中由髓袢、近曲小管和肾乳头表面上皮分泌,可抑制尿中结石的形成。骨桥蛋白与尿路结石存在着密不可分的关系,因此骨桥蛋白也被称为尿桥蛋白(uropontin)。骨桥蛋白可抑制草酸钙晶体的成核、生长和聚集。研究发现,磷酸化的骨桥蛋白片段在浓度低于 44nmol/L 时,便可显著增加单水草酸钙成核的诱导时间,并使晶体生长速度减慢 50%。并且发现,骨桥蛋白以多聚天冬氨酸序列与二水草酸钙晶体结合,可抑制晶体生长,进而减少结石发生。另外,骨桥蛋白可促进一水草酸钙向二水草酸钙转变,而后者不易在肾小管上皮表面黏附、沉积,且易随尿液排出体外。骨桥蛋白通过包围草酸钙晶体,使肾上皮细胞与晶体之间作用减弱,抑制草酸钙的聚集,保护肾上皮细胞。有学者做了健康人群和结石症患者尿液中骨桥蛋白的定量检测实验,对骨桥蛋白浓度降低可能会导致结石晶体形成做了猜测,认为有两种可能性:一是骨桥蛋白本身合成量不足,导致骨桥蛋白的终浓度下降,因此浓度下降后的骨桥蛋白不能抑制结石的形成;二是骨桥蛋白本身合成量恒定,但是由于骨桥蛋白参与了结石晶体的形成,导致骨桥蛋白浓度降低,因此也不能抑制结石的形成。用蛋白质组学分析发现,骨桥蛋白可在肾结石中被检出,提示其参与结石的形成。经过超微结构免疫检测在类似 COM 的薄层有机基质的条纹中检测到了骨桥蛋白的存在,说明草酸钙的有机基质成分中含有骨桥蛋白,并且可能影响结晶体的成核、生长、聚集以及黏附。通过各种实验表明,骨桥蛋白是一种有效的抑制草酸钙晶体聚集的因子。尽管已经对骨桥蛋白与尿路结石的形成关系做了大量研究,但目前仍不能明确其在草酸钙结石形成中的具体作用。加深对骨桥蛋白的结构、功能、调节、与草酸的关系等方面的研究,有助于为草酸钙形成机制的研究提供理论指导与依据,对于尿路结石的预防、降低结石病在人群中的发病率有一定的指导意义。

三、尿凝血酶原片段 1 和尿路结石

尿凝血酶原片段 1(UPTF1)是尿液中肾脏产生的凝血酶原的降解片段,可由人肾脏远曲小管和髓袢升支粗段的上皮细胞合成并分泌,是草酸钙结石基质含量最丰富的大分子蛋白质。研究表明,尿凝血酶原片段 1 中的 γ- 羧基谷氨酸结构域,通过关键酶维生素 K 依赖性羧化酶作用,使 γ- 羧基谷氨酸与钙离子结合,形成 Ca^{2+}- 羧化物,从而抑制草酸钙晶体的生长和聚集,抑制含钙结石的形成。

四、间 α 胰蛋白酶抑制物与尿路结石

间 α 胰蛋白酶抑制物(inter-alpha-trypsin inhibitor,IaI)是单一多肽链组成的糖蛋白,性质不稳定,白细胞弹性蛋白酶可将其裂解为 2 个节片,其中之一能抑制胰蛋白酶、糜蛋白酶和其他蛋白酶。间 α 胰蛋白酶抑制物是广泛存在于血液中的大分子尿结石抑制物,也是目前人们研究最多的血清蛋白酶抑制物,其在尿结石形成过程中起着重要的抑制作用。研究证明,IaI 在体外可以抑制草酸钙(CaO_x)晶体的生长。有学者在大鼠肾草酸钙结石模型研究中发现,肾结石模型大鼠肾组织中 IaI 表达增加是高草酸尿和草酸钙晶体沉积所致的。IaI 分泌增加是机体的一种防御机制,通过合成更多的 IaI 来抑制结石形成。

五、TH 蛋白与尿路结石

TH（Tamm-Horsfall）蛋白是肾脏的一种特异性蛋白，主要存在于尿液中，血清中仅微量存在；其为一种阴离子蛋白，是尿液中含量最多的蛋白质。研究发现，TH 蛋白具有抑制或促进一水草酸钙晶体生长和聚集的双重作用。高 pH、低离子强度下，TH 蛋白对一水草酸钙晶体的聚集起抑制作用；低 pH、高离子强度，TH 蛋白会发生聚集，导致活性下降直至对晶体生长和聚集起促进作用。TH 蛋白平时附在晶体表面起抑制作用，但当 pH 降低或尿液浓缩时，其会聚合而变成强的促进剂。TH 蛋白在体外对 COM 晶体的聚集具有强的抑制作用，是关键的尿液防卫因素。并且有研究显示，它的缺乏在人类尿石症发生中起了重要的作用。进一步研究发现，TH 蛋白的抑制活性是因为它在钙离子的桥梁作用下，结合到晶体表面的特定位点上，使晶体表面带有负电，加大了晶体之间的静电斥力，从而抑制晶体的聚集。研究还表明，在一定范围内 TH 蛋白的黏度与抑制活性成反比，超过一定限度，TH 蛋白会促进晶体的生长和聚集。

六、基质谷氨酸蛋白与尿路结石

基质谷氨酸蛋白（matrix gla protein，MGP）是一种维生素 K 依赖性的分泌蛋白。研究表明，MGP 与血管钙化有关，是血管钙化的抑制剂。研究发现，MGP 蛋白活性的增强可以使 HK-2 细胞与草酸钙结晶之间的黏着力显著下降，同时，改变 MGP 蛋白活性可以改变结晶导致肾小管上皮细胞的损伤及凋亡作用，维生素 K_1 显著降低了大鼠肾脏草酸钙结晶的形成。这些结果证明，MGP 蛋白可以通过降低结晶与细胞黏着发挥抑制肾结石形成和保护肾上皮细胞免于损伤的作用。

七、S100A8 蛋白与尿路结石

S100A8 蛋白质是一种具有保守的 EF-hand 结构域的低分子量（10.8kD）钙结合蛋白，也是 S100 蛋白家族的重要成员。通过观察草酸钙结石患者尿液中 S100A8 蛋白质与健康人尿液中 S100A8 蛋白质差异性表达程度以及在体外模型中对比不同浓度的 S100A8 蛋白质的变化，人们发现尿路草酸钙结石中含有一定量的 S100A8 蛋白质，草酸钙结石患者尿液中及健康人（未患结石疾病）尿液标本中均含有 S100A8 蛋白质，草酸钙结石患者尿液 S100A8 蛋白质浓度高于健康人，并且随着 S100A8 蛋白质浓度的升高，在体外的草酸钙晶体能够有效地促进尿草酸钙晶体成核和聚集，在低浓度 S100A8 蛋白质干预所形成的草酸钙晶体类型为 COD，不易黏附和沉积，更有利于人体排出，而高浓度的 S100A8 蛋白质干预所形成的草酸钙晶体类型 COM，不易随尿液排出。草酸钙结石患者结石标本中的 S100A8 蛋白质的过度表达及其尿液中 S100A8 浓度的升高可能是草酸钙结石（CaO$_x$）形成和生长的非常重要的影响因素。

（努尔艾合麦提·依明尼依孜　徐　筱）

参 考 文 献

［1］THONGBOONKERD V. Proteomics and kidney stone disease［J］. Contrib Nephrol, 2008, 160: 142-158.

［2］COE F L, NAKAGAWA Y, ASPLIN J, et al. Role of nephrocalcin in inhibition of calcium oxalate crystallization and nephrolithiasis［J］. Miner Electrolyte Metab, 1994, 20(6): 378-384.

［3］NAKAGAWA Y. Properties and function of nephrocalcin: mechanism of kidney stone inhibition or promotion ［J］. Keio J Med, 1997, 46(1): 1-9.

［4］AGGARWAL K P, NARULA S, KAKKAR M, et al. Nephrolithiasis: molecular mechanism of renal stone formation and the critical role played by modulators［J］. Biomed Res Int, 2013, 2013: 292953.

［5］MOORMAN H R, POSCHEL D, KLEMENT J D, et al. Osteopontin: a key regulator of tumor progression and immunomodulation［J］. Cancers, 2020, 12(11): 3379.

［6］XIAO X, DONG Z, YE X, et al. Association between OPN genetic variations and nephrolithiasis risk［J］. Biomed Rep, 2016, 5(3): 321-326.

［7］CHRISTENSEN B, PETERSEN T E, SØRENSEN E S. Post-translational modification and proteolytic processing of urinary osteopontin［J］. Biochem J, 2008, 411(1): 53-61.

［8］WU X. Interstitial calcinosis in renal papillae of genetically engineered mouse models: relation to Randall's plaques［J］. Urolithiasis, 2015, 43 Suppl 1(01): 65-76.

［9］XIE Y, SAKATSUME M, NISHI S, et al. Expression, roles, receptors, and regulation of osteopontin in the kidney［J］. Kidney Inter, 2001, 60(5): 1645-1657.

［10］HU B, WANG T, LIU Z, et al. Decreased expression of vitamin K epoxide reductase complex subunit 1 in kidney of patients with calcium oxalate urolithiasis［J］. J Huazhong Univ Sci Technolog Med Sci, 2011, 31(6): 807-814.

［11］DAWSON C J, GROVER P K, KANELLOS J, et al. Inter-alpha-inhibitor in calcium stones［J］. Clin Sci, 1998, 95(2): 187-193.

［12］MARENGO S R, RESNICK M I, YANG L, et al. Differential expression of urinary inter-alpha-trypsin inhibitor trimers and dimers in normal compared to active calcium oxalate stone forming men.［J］. J Urol, 1998, 159 (5): 1444-1450.

［13］MORIYAMA M T, GLENTON P A, KHAN S R. Expression of inter-alpha inhibitor related proteins in kidneys and urine of hyperoxaluric rats［J］. J Urol, 2001, 165(5): 1687-1692.

［14］HESS B. Tamm-Horsfall glycoprotein and calcium nephrolithiasis［J］. Miner Electrolyte Metab, 1994, 20(6), 393-398.

［15］CARVALHO M, MULINARI R A, NAKAGAWA Y. Role of Tamm-Horsfall protein and uromodulin in calcium oxalate crystallization［J］. Braz J Med Biol, 2002, 35(10): 1165-1172.

［16］MICANOVIC R, LAFAVERS K, GARIMELLA P S, et al. Uromodulin(Tamm-Horsfall protein): guardian of urinary and systemic homeostasis［J］. Nephrol Dial Transplant, 2020, 35(1): 33-43.

［17］KHAN A, WANG W, KHAN S R. Calcium oxalate nephrolithiasis and expression of matrix GLA protein in the kidneys［J］. World J Urol, 2014, 32(1): 123-130.

［18］CASTIGLIONE V,POTTEL H,LIESKE J C,et al. Evaluation of inactive Matrix-Gla-Protein（MGP）as a biomarker for incident and recurrent kidney stones［J］. J Nephrol,2020,33（1）:101-107.

［19］YANG Y,HONG S,LI C,et al. Proteomic analysis reveals some common proteins in the kidney stone matrix ［J］. Peer J,2021,9:e11872.

第七章　尿路结石与复杂性代谢组学

　　尿路结石是泌尿外科的常见疾病。最近一项调查研究表明,全世界尿路结石总体发病率男、女性分别为 10.6%、7.1%,中国是结石病的高发区,平均发病率为 6.5%,南方省市(如广州)可高达 11.6%。结石的产生可能与饮食、遗传、机体代谢异常、环境等诸多因素有关。尿路结石产生的机制十分复杂,很多学者认为是尿液中的某些成分过饱和时聚集成核的现象,即饱和→过饱和→成核→结晶生长→结晶聚集→结晶停留→结石形成。性别、年龄、气候、代谢异常、遗传等因素均是结石形成的常见诱因。随着尿路结石病因研究的深入,人们发现很多尿路结石的患者机体代谢都存在异常,而且同一个患者可能有多种代谢异常。尿路结石患者的代谢异常,包括高草酸尿症、高钙尿症、高钙血症、低枸橼酸尿症和高尿酸血症等。评估和治疗这些代谢异常在预防结石复发中的作用越来越被泌尿外科工作者所重视。通过分析尿路结石的成分及其与患者代谢异常情况之间的关系,能够为临床制订尿路结石的防治措施提供参考依据。尿路结石微创手术后结石残留以及复发的问题也同样非常棘手。如何降低结石发病率,提高结石高危因素的预测价值以及更好地预测结石手术治疗效果日益成为尿路结石诊治过程中的关键问题。最近欧洲泌尿外科学会(European Association of Urology,EAU)及美国泌尿外科学会(American Urological Association,AUA)尿路结石诊疗指南均推荐对高危结石患者进行尿的代谢评估,至少包括尿量、pH、钠、钾、钙、草酸、尿酸、柠檬酸、肌酐等指标,用以指导预防结石复发。

　　代谢组学研究定量测量生物系统(细胞模型、组织、器官或整个有机体)全部代谢物的组成,通常为相对分子质量在 1kD 以下的小分子代谢物质,以及这些代谢物在内外刺激下动态改变的科学。基因组学、转录组学和蛋白质组学分别从基因、mRNA 和蛋白质水平探寻生命的活动,而实际上细胞内很多生命活动发生在代谢物层面,如细胞信号释放、细胞间通信、能量传递等都是受代谢物调控的。基因、mRNA 与蛋白质的表达紧紧相连,但代谢物则更密切地反映了细胞所处环境、环境依赖于细胞的营养状态、所接触的药物和污染物等的作用。因此,代谢组学是进一步了解生命过程和研究机体与环境之间相互作用最重要的方法,它能告诉我们机体确实发生了什么,而基因组学、转录组学和蛋白质组学仅仅能告诉我们机体可能会发生什么。虽然现在对生化途径的理解已经相当全面,但是还不够完整和精确。作为杰出生物标记发现的工具,代谢组学测量新陈代谢不需要预先处理和预知,因此,它可以避免由于生化途径不够完整、不够精确所带来的问题。

　　代谢组学研究常用的研究样本有尿液、血浆或血清、唾液、脑脊液等生物体液及细胞提取物、细胞培养液和组织等,这些代谢产物可以反映机体健康状态或疾病状态下的重要信息。目前使用的代谢组学技术有许多,应用最广泛的是色谱法、质谱法(mass spectrometry, MS)及核磁共振法(nuclear magnetic resonance,NMR)。色谱法又分为气相色谱法(gas chromatography,GC)和液相色谱法(liquid chromatography,LC)。代谢组学通过高分辨率的质谱、核磁等分析技术,检测体液当中的代谢产物,通过模式识别模型筛选和疾病相关的代谢标志物。这些代谢标志物的变化体现了机体与饮食、生活方式、肠道菌群、地理位置及遗传背景等因素相互作用的结果,最终体现在代谢表型的差异上。因此,代谢表型的不同反映了由遗传背景及环境因素所引起的个体差异。代谢组学技术的特点体现为代谢表型的特点。作为一项新兴的研究手段,代谢组学已广泛用于营养学、毒理学、疾病诊断等各个领域。其在各种疾病的诊断、预防方面的研究也得到广泛关注。

现有研究表明,尿路结石作为一种代谢性疾病,该疾病的发生、发展以及预后与肥胖、糖尿病、血脂异常、高尿酸血症、钙代谢异常、高血压及动脉钙化等疾病关系密切。近年来,尿路结石病因与发病机制研究的重点为各种代谢紊乱的研究,包括高草酸尿、高钙尿、低枸橼酸尿、高尿酸尿等。研究尿路结石与代谢性组学的相关性,有助于明确尿路结石的危险因素,指导治疗,预防复发。

一、尿路结石病因与代谢组学

由于肾结石有较高的复发率同时对肾功能带来损害,这一疾病已经成为世界范围内一个主要的公共卫生负担。然而,尿石症的病因尚不清楚。代谢组学是对存在于生物样品中的小分子代谢物进行系统研究的学科,已成为了解疾病表型的有效和强大的工具。Gao 等对小鼠肾草酸钙结晶沉积模型进行了尿代谢谱分析,以确定结晶致肾损伤的潜在生物标记物以及结石治疗药物猫须草的抗结晶机制。通过代谢组学鉴定出 30 种代谢物为潜在代谢物结晶性肾脏损害的生物标志物。其中大部分代谢物与氨基酸代谢、牛磺酸代谢、嘌呤代谢以及柠檬酸循环有关。Garcia-Perez 等为了探究肾结石病因中的草酸代谢异常,通过运用 NMR 结合毛细管电泳 - 紫外可见法(capillary electrophoresis-ultraviolet,CE-UV)技术,分析普通小鼠以及草酸 - 氯交换器 slc26a6 缺失的小鼠尿液代谢差异,发现 slc26a6 缺失组结石形成因素草酸、乙醇酸、肌醇、N - 氧化三甲胺含量升高,而结石抑制因素马尿酸、三甲胺、牛磺酸、枸橼酸降低。这是一项精确地针对 slc26a6 缺失导致小鼠草酸代谢异常的非靶向代谢组学研究,明确了草酸代谢异常引起其他代谢物的变化情况。尿石症的发病率正在迅速上升。然而,引发这种上升趋势的原因尚未知。近期的微生物学研究显示,持续增高的发病率可能部分归咎于体内的微生态失调。该研究对尿路结石及正常受试者分别进行消化道、泌尿道的微生物学分析以及泌尿系相关代谢组学分析,综合微生物学及代谢组学研究结果发现,在尿石症患者人群中,由于更频繁的抗生素应用,可能导致体内微生态由预防尿石症发生向促使尿石症发生的方向转变。

二、尿路结石诊断与代谢组学

有学者通过代谢组学研究发现三聚氰胺诱发肾结石的生物标志物可能在诊断儿童肾脏结石方面具有临床应用价值。他们收集来自 74 名健康儿童和 73 名肾结石儿童的尿液样本(其中三聚氰胺接触史阳性 40 人、阴性 33 人)。采用高效液相色谱测定尿液样本中代谢产物的浓度。结果发现 7 种化合物可作为高度区分健康对照组和有三聚氰胺接触史肾结石患者的标记,对照组中脯氨酸和 5c- 糖苷元的含量明显高于三聚氰胺接触史的肾结石患者,而有三聚氰胺接触史的肾结石患者尿中次黄嘌呤的含量显著高于对照组。本研究通过代谢组学成功鉴定出了三聚氰胺致幼儿肾结石的诊断指标。高瑶等收集 32 例尿路结石患者与 25 例健康人的尿液标本,通过高效液相色谱 / 电喷雾时间飞行质谱联用技术,建立尿路结石症的尿液代谢组学模型,研究结果显示结石症患者和健康人对照组间尿液代谢组群存在较为明显的分离趋势,且筛选出的 372 个变量所构成的代谢物群组可用于结石症的快速预测和诊断。

三、尿路结石治疗与代谢组学

复方金钱草颗粒是一种治疗肾结石的常用中药,其机制仍然不明确。Liu 等以草酸钙(CaO$_x$)沉积致肾结石的小鼠模型为研究对象,探讨其治疗肾损伤的机制,并确定其独特的代谢组学模式。他们在肾切片上进行 Von Kossa 染色和骨桥蛋白(OPN)、分化簇 44(CD44)和 calbindin-D28k 的免疫组织病理学染色。对血清、尿液和肾脏组织进行生化分析。采用基于超高效液相色谱(ultra performance liquid chromatography,UHPLC)-四极(quadrupole,Q)-质谱(TOF/MS)的代谢组学方法进行血清代谢谱分析。免疫组织病理学和生化分析显示复方金钱草颗粒治疗尿路结石的效果明显。复方金钱草颗粒处理草酸钙肾结石小鼠模型后,骨桥蛋白(OPN)和 CD44 表达水平降低,钙结合蛋白-D28k(calcium-binding protein-D28k,calbindin-D28k)表达水平升高。此外,共鉴定出 81 种血清代谢物与复方金钱草颗粒对草酸钙结石小鼠的保护作用有关。这些代谢物大部分参与嘌呤、氨基酸、膜脂和能量代谢。同时,在草酸钙结石引起的肾损伤中发现了潜在的代谢物生物标志物,发现了草酸钙结石致肾损伤的潜在代谢物生物标志物。复方金钱草颗粒通过调节氨基酸、嘌呤、嘧啶、甘油酯、花生四烯酸(arachidonic acid,AA)、鞘磷脂、甘油磷脂和脂肪酸等多种代谢途径对草酸钙肾结石小鼠模型起到治疗作用。为了进一步明确复方金钱草颗粒对草酸所致肾损伤的治疗作用及其机制,Chen 等选用雄性 C57BL/6 小鼠 60 只,分为 6 组,采用乙醛酸 100mg/kg 腹腔注射 6d,建立小鼠肾结石模型。用标准化的复方金钱草 1.35g/kg 和 2.7g/kg 分别灌胃以治疗小鼠肾损伤。在肾组织上进行上皮钙黏蛋白(E-cadherin)、细胞角蛋白 18(cytokeratin 18,CK18)、波形蛋白(vimentin)、α-平滑肌肌动蛋白(α-smooth muscle actin,α-SMA)和转化生长因子 β(transforming growth factor-β,TGF-β)/Smad 通路的 Western blot 和免疫染色。结果发现,草酸钙致肾损伤后,肾脏钙黏蛋白和细胞角蛋白 18 水平降低,波形蛋白和 α-SMA 水平升高。复方金钱草在一定程度提高了肾脏钙黏蛋白和细胞角蛋白 18 水平,降低了波形蛋白和 α-SMA 的水平。同时,他们还发现,复方金钱草降低了草酸钙诱导的纤维化标志物 Ⅱ 型胶原的表达。由此得出结论,复方金钱草通过调节 TGF-β/smad 通路减轻草酸钙诱导的肾上皮间充质转变和纤维化。该药物是治疗草酸钙致肾损伤和纤维化的重要中药。

血尿安是尿路结石的辅助用药。有学者应用代谢组学为该药物治疗鼠肾草酸钙沉积的代谢反应提供了全面的分析。为了明确其抑制肾结石形成的作用,Peng 采用代谢组学超高效液相色谱-飞行时间质谱联用技术(UPLC-Q-TOF/MS)的方法分析小鼠模型尿液代谢谱,探讨血尿安胶囊的抗肾结石作用。他们采用小鼠腹内注射乙醛酸钠建立草酸钙晶体肾沉积动物模型,然后采用胃内给药。研究结束时,光镜下 von Kossa 染色检测肾内钙沉积,von Kossa 染色改变显示血尿安能够明显减轻草酸钙晶体沉积。同时,草酸钙组尿液样本中氨基酸和脂肪酸等 15 种代谢物存在显著差异,而血尿安治疗组减轻了这种代谢失衡,从而起到抑制结石形成的作用。

同样,有学者对猫须草这一治疗结石的传统中草药进行了研究。将 36 只小鼠随机分为生理盐水组、结晶组、半胱氨酸组和猫须草组,猫须草的给药剂量分别为 0.5g/kg、1g/kg 和 2g/kg。使用 UHPLC-Q-TOF/MS 进行尿代谢谱分析研究,结果表明,猫须草对结晶诱导的肾脏损伤的保护作用是通过对多种代谢途径的调节实现的,主要涉及氨基酸、能量和胆碱代谢。

由于结石及手术导致的尿液代谢组学的变化亦有相关研究,张优等收集 28 例经输尿管镜碎石术前术后尿液标本,通过代谢组学 UHPLC-Q-TOF/MS 技术的方法共筛选出 25 种差异代谢产物作为可能的术后的潜在生物标志物,发现有 10 种上调、15 种下调的代谢物可以作为潜在生物学标志物。

自代谢组学诞生以来,这一学科的研究已经取得了很大的发展。作为一项新兴的研究手段,还面临着研究方法和临床应用的挑战。从方法学上来说,无论是现有的分析仪器、分析技术,还是数据采集和数据分析上都需要进一步提高。从应用上来说,虽然目前已经获得了大量与基因变异或生理病理变化等有关的重要标志性代谢物,但是建立可预测性临床诊断系统,从而达到诊断常规化又是一巨大挑战。

当前,尿路结石诊断,包括术后随访的评估,多依赖 B 超以及 CT 等辅助检查,这些检查成本较高的同时具有一些不足:B 超对于输尿管结石尤其是输尿管中段结石显示不清,CT 的放射暴露对于婴幼儿及孕妇应用的局限等,并且所有当前检查并不能对尿路结石的预防、复发进行有效的评估,尿路结石的生物学标记物及代谢评估有一定的应用领域。代谢组学具有一些优势:尿液、血液样本的获取无创或微创;与其他组学相比,代谢物相比蛋白质、基因等数量少,且代谢物能更直接反映机体分子水平的变化。随着研究技术的规范、代谢组学数据库的完善,代谢组学的数据分析也将变得简单准确,并且与基因组学、蛋白质组学联合进行的多组学研究,有望在尿路结石生物学标志物的筛选、诊断与随访、药物治疗的监测与评价等方面充分发挥作用,但仍需要大量的工作。

尿路结石作为泌尿外科的常见病,该疾病的发生、发展、预后与机体的代谢异常密切相关,相信随着代谢组学研究方法的不断优化和完善,必将使尿路结石的治疗更精准、高效,同时对尿路结石疾病的预后具有重要的临床价值。

(刘 鼎)

参 考 文 献

[1] CHARLES D, ALEXANDERIA C, Janet M, et al. Prevalence of kidney stones in the united states[J]. Eur Urol, 2012, 62(3):67.

[2] YANG Y, DENG Y, WANG Y. Major geogenic factors controlling geographical clustering of urolithiasis in China[J]. Sci Total Environ, 2016, 571:1164-1171.

[3] ZIEMBA J B, MATLAGA B R. Epidemiology and economics of nephrolithiasis[J]. Investig Clin Urol, 2017, 58(5):299-306.

［4］陈文英,张朝德,杜先群,等.泌尿系统结石成分分析与预防复发健康指导［J］.四川医学,2011,32（4）: 473-475.

［5］PEARLE M S,GOLDFARB D S,ASSIMOS D G,et al. Medical management of kidney stones:AUA guideline［J］. J Urol,2014,192（2）:316-324.

［6］SKOLARIKOS A,STRAUB M,KNOLL T,et al. Metabolic evaluation and recurrence prevention for urinary stone patients:EAU guidelines［J］. Eur Urol,2015,67（4）:750-763.

［7］颜凤蛟,葛惠男.代谢组学在中医证型本质研究中的应用进展［J］.山西中医,2014（1）:58-59.

［8］GIKA H G,ZISI C,Theodoridis G,et al. Protocol for quality control in metabolic profiling of biological fluids by U（H）PLC-MS［J］. J Chromatogr B Analyt Technol Biomed Life Sci,2016（1008）:15-25.

［9］BRENNAN G. A dynamic probabilistic principal components model for the analysis of longitudinal metabolomics data［J］. J R Stat Soc Ser A Stat Soc,2014,63（5）:763-782.

［10］陈朴,陈斌.代谢组学技术在精准医疗中的运用［J］.航天医学与医学工程,2016,29（2）:144-149.

［11］GAO S,CHEN W,PENG Z,et al. Urinary metabonomics elucidate the therapeutic mechanism of Orthosiphon stamineus in mouse crystal-induced kidney injury［J］. J Ethnopharmacol. 2015,166（26）:323-332.

［12］GARCIA-PEREZ I,VILLASEÑOR A,WIJEYESEKERA A,et al. Urinary Metabolic Phenotyping the slc26a6 （Chloride-Oxalate Exchanger）Null Mouse Model［J］. J Proteome Res,2012,11（9）:4425-4435.

［13］ZAMPINI A,NGIUYEN A H,ROSE E,et al. Defining dysbiosis in patients with urolithiasis［J］. Sci Rep, 2019,9（1）:5425.

［14］DUAN H,Na G,Wu Y,et al. Identification of biomarkers for melamine-induced nephrolithiasis in young children based on ultra high performance liquid chromatography coupled to time-of-flflight mass spectrometry （U-HPLC-Q-TOF/MS）［J］. J Chromatogr B Analyt Technol Biomed Life Sci,2011,879（15）:3544-3550.

［15］高瑶,林东红,陈敏,等.基于液相色谱／电喷雾飞行时间质谱技术的结石症尿液代谢组学探讨［J］.分析试验室,2015（6）:625-629.

［16］LIU W R,LU H T,ZHAO T T,et al. Fu-Fang-Jin-Qian-Cao herbal granules protect against the calcium oxalate-induced renal EMT by inhibiting the TGF-b/smad pathway［J］. Pharm Biol,2020,58（1）:1115-1122.

［17］CHEN W,LIU W R,HOU J B,et al. Metabolomic analysis reveals a protective effect of Fu-Fang-Jin-Qian-Chao herbal granules on oxalate-induced kidney injury［J］. Biosci Rep,2019,39（2）:1-15.

［18］PENG Z,CHEN W,GAO S,et al. Therapeutic effect of Xue Niao An on glyoxylate induced calcium oxalate crystal deposition based on urinary metabonomics approach［J］. J Clin Biochem Nutr,2014,55（3）:184-190.

［19］GAO S,CHEN W,PENG Z,et al. Urinary metabonomics elucidate the therapeutic mechanism of Orthosiphon stamineus in mouse crystal-induced kidney injury［J］. J Ethnopharmacol,2015,166（26）,323-332.

［20］张优,卢宏涛,谌卫,等.肾结石患者行输尿管镜术后尿液代谢产物轮廓分析［J］.上海医学,2015,5 （1）:409-414.

第八章　尿路结石的诊断

对尿路结石的诊断应综合临床表现、实验室检查、影像学检查等手段确定。当出现疼痛（腰痛、输尿管绞痛、下腹部疼痛等）及血尿出现时应考虑尿路结石的诊断。完整的结石诊断包含以下 3 个方面：①结石本身的诊断，包括结石的数量、部位、大小、形状、成分；②结石并发症的诊断，包括感染、梗阻程度、肾功能损害等；③结石病因的诊断，即患者代谢评估。

一、实验室检查

实验室检查是诊断结石的重要辅助手段，不仅可以了解结石并发症（如感染、肾功能损害等）情况，也是分析结石病因和评估复发风险的主要手段。

（一）尿常规

1. **尿红细胞**　结石患者中尿红细胞常见，高倍镜下红细胞 >3 个时为血尿，是诊断结石的重要证据。

2. **尿白细胞**　高倍镜下白细胞 >5 个时为脓尿。结石并发感染可排出脓尿，并伴有寒战、发热、腰痛等症状，但少量白细胞时常提示为炎症，而不一定说明存在尿路感染，可以结合尿白细胞酯酶及尿亚硝酸盐及临床症状、尿培养结果评估。

3. **尿结晶**　本身的存在并不足以诊断结石，但特殊的晶体形态可以帮助诊断结石成分并提示患者导致结石形成的代谢问题。

4. **尿 pH**　正常尿液 pH 约为 6，酸性尿内常形成尿酸、胱氨酸结石，而碱性尿常提示磷酸镁铵、磷酸钙结石，因此测定尿 pH 对于明确结石性质及后续治疗方式选择具有一定作用。

（二）尿细菌培养

尿细菌培养是尿路感染诊断的金标准，可以指明病原菌种类，一般与药敏试验同做，可为针对性治疗提供依据。需要注意，取样时应严格取自新鲜中段尿，也可经导尿取尿液。

（三）血液检查

结石患者伴发感染时可出现血白细胞及 C 反应蛋白（C-reactive protein，CRP）升高，常伴有脓尿及寒战发热等症状。需要注意的是，患者肾绞痛时，可因应激反应，而出现上述指标的轻微升高，需要与感染相鉴别。甲状旁腺功能亢进患者血钙升高、血磷降低，是含钙结石重要成因之一；血尿酸升高可见于痛风患者，易伴发尿酸结石；高血氯、低血钾和低二氧化碳结合力提示肾小管酸中毒；尿素氮和肌酐分别为体内蛋白质和肌酸代谢产物，经肾排泄，是临床评估肾功能的惯用指标，当结石伴肾功能障碍时，可出现不同程度增高。

（四）结石成分分析

结石成分分析相当于结石的"病理"，可以确定结石性质，建议对所有患者自行排出或经手术取出的结石均应做结石分析，不仅可以诊断结石病因，也是溶石治疗及预防方式选择的重要依据。

（五）24h 尿定量分析

24h 尿定量分析是收集患者 24h 内排出的尿液，记录尿量并测定尿 pH、钙、钠、镁、磷、尿酸、草酸盐、枸橼酸盐、胱氨酸等，主要用于评估复发风险较高的结石患者，包括复发性结石、多发性结石、尿酸结石、胱氨酸结石、儿童结石患者以及具有痛风史、家族结石病史等高风险患者，某些药物的使用可能通过影响代谢来提高结石发病率。需要注意的是，上述代谢评估应当在患者急性体征消失或通过体检发现结石的患者中进行，因为急性期的呕吐等症状或输液等治疗措施会严重影响尿浓度及溶解物质排泄。

二、超声在尿路结石诊断中的应用

超声检查（ultrasound，US）操作简便、便宜且无电离辐射损伤，是结石患者筛查的首选方法。虽然与电子计算机断层扫描（CT）相比，超声对结石检测的敏感性低且特异性有限（分别为 24%~70% 和 88%~94.4%），但在一项纳入超过 2 700 名疑似尿路结石患者的随机对照试验表明，在使用超声进行筛查的患者中，超过 1/2 的参与者不需要随后的 CT 扫描。

（一）成像原理

由探头发出超声波，经过人体组织反射回超声波，不同距离反射回的超声波时间不同，不同组织反射回的超声波量不同，经电脑处理转化为人眼可见的图像。超声对于不同性质的对象具有不同的准确性。超声对液体显示效果最佳，表现为液性暗区，且不受液体性质的影响（尿液、囊液、血液及脓液等），由于尿路内含有大量液体，尤其是结石患者，常伴有肾积水，为超声检查提供了良好的条件。超声也可以显示固体物质和均质的实体组织，超声可以较为轻易地检测出较大的肾结石，并表现出后部声影，然而较小的结石，尤其是直径 <5mm 的结石，可能难以用超声检测到。超声对气体显示的效果极差，因而对于被肠腔遮挡的尿路（尤其是输尿管）检查准确性不高。彩色多普勒模式下结石周围颜色的快速变化、不均匀分布称为闪烁伪影。彩色多普勒可作为结石检查的辅助手段，提高结石检测的敏感性与阳性预测值。

（二）结石声像图

1. 肾结石声像图　肾脏为均质组织，且内部充满液体，可作为结石良好的声窗，衬托结石的成像特征：集合系统内可见强回声，大小不等，可表现为强回声光团或光点，后方伴声影。较大、致密的结石往往仅可见表面回声，形成强回升带，较小结石可仅表现为光点而无声影。超声还可以检测肾积水程度及肾皮质厚度，并可以显示出 X 线片为阴性的结石，但需要注意的是，超声检查仍有较强的主观性，为此，可以将超声与肾、输尿管和膀胱（kidneys， ureter and bladder,KUB)X 线片联合使用,以提高检查的准确率,虽然可能忽略直径 <5mm 的结石,但此类结石不太可能具有临床意义,并且可能会自然排出。

2. **输尿管结石声像图**　因输尿管结石缺少一个良好的声窗作为衬托的背景,故 B 超对于输尿管结石的检出率不及肾结石。B 超检查下可见肾窦分离扩张,可较为容易地发现扩张的肾盂及输尿管,沿着扩张的输尿管向下扫查,扩张的输尿管突然中断,并在输尿管腔内发现结石强回声团,与管壁分界清楚,后方伴声影;中段结石一般很难检出;检查下段结石时,可以用充盈的膀胱作为声窗,顺着输尿管向上追寻结石。

3. **膀胱结石声像图**　可于膀胱液性腔内见高回声伴声影,其位置随体位改变而变化,合并感染时,膀胱壁可表面粗糙或层次模糊,常可同时发现前列腺增生等病变。

三、尿路 X 线片在尿路结石诊断中的应用

腹部 X 线片也可称肾、输尿管和膀胱(kidneys,ureter and bladder,KUB)X 线片,具有方便快捷、便宜、无侵入性、低电离辐射等优点,灵敏度(57%)与特异性(76%)有限,是诊断尿路结石的常用方法。

(一)成像原理

X 线的基本原理是利用 X 射线的穿透性,穿透身体时被不同程度地吸收,从而在后面的感光片或荧光屏上留下不均量的 X 线信息,经检测仪处理后转化为人眼可见的信息图片。良好的 X 线片范围应上起第 11 胸椎,下抵耻骨联合下方 2cm,包含双侧肾脏、输尿管、膀胱和尿道,曝光要求能够清晰显示肾轮廓和腰大肌阴影。结石是否在 KUB X 线片上显影取决于结石对 X 线的吸收程度,吸收越多,显示越明显,以骨的致密度定为"++",则草酸钙结石致密度为"+++~++++";磷酸钙结石为"++~+++";磷酸镁铵和胱氨酸结石为"+~++";以上均可在 X 线片上显影,称为阳性结石,尿酸结石则在"+"以下,X 线上不显影,称为阴性结石。

(二)结石 X 线片表现

KUB 片可较为清晰地显示出结石数量、位置、形状及体积等信息。虽然理论上约 90% 结石可在 X 线片上显影,但因为是固定角度的单次成像,且可能有肠道内容物及骨骼的阻挡,所以其临床上对结石诊断的灵敏度及特异性有限。对于直径 <5mm 的结石,敏感性仅为 37.0%,但对直径 >5mm 结石的敏感性增加到 87.5%。对于阴性结石,可与 B 超联合检测,以提高准确率,可使用该联合成像方法评价结石排出期间或治疗后的尿路结石。

1. **肾结石 X 线片表现**　表现为肾盂内不同形状及深浅的高密度影,肾结石形态各异,一般为圆形或椭圆形,结石长满肾盏,形似鹿角,可称为鹿角形结石,结石完全填充肾盂肾盏内,称为铸型结石。

2. **输尿管结石 X 线片表现**　表现为输尿管走行区的致密影,常单发,一般较小,边缘毛糙,类圆形,多位于输尿管 3 个生理狭窄处,尤其是输尿管跨过髂总动脉及进入膀胱这两处。

3. **膀胱结石 X 线片表现**　表现为膀胱区大小不等的致密影,常为卵圆形,大多数边缘光滑,呈层状结构,结石较小时不显影,较大时可占据整个膀胱,这类结石需要 B 超协助诊断。

四、CT 在尿路结石诊断中的应用

计算机断层扫描简称 CT,具有检查方便、无侵入性、安全等优点,图像分辨率高、清晰、解剖关系明确,CT 检测肾结石的灵敏度是目前所有检查方式中最高的,估计约为 95%,全尿路 CT 平扫已经成为尿路结石诊断的金标准,美国放射学会(American College of Radiology,ACR)和美国泌尿学协会(AUA)均建议将 CT 作为出现提示梗阻性尿路结石症状的成人患者的一线检查。欧洲泌尿外科学会(EAU)建议使用 CT 确认超声检查不明确的病例。但由于较高的辐射暴露,CT 一般不建议在孕妇及儿童患者中使用。

(一)成像原理

CT 与 X 线成像具有相同的成像原理,不同的是 CT 围绕患者旋转辐射源和对侧探测器沿人体横截面一层层“切开”来做 X 线片摄影,并由计算机处理成肉眼可见的图像,免除组织重叠因而显示更加清晰,可以显示在 X 线片上不显示的低密度结石,同时提供比 B 超更为清晰客观的图像。

(二)结石 CT 表现

CT 几乎可以显示所有成分的结石,结石在 CT 中的表现同 X 线片一样为高密度影,不同的是 CT 为从上至下连续的横截面断层图像,小结石(直径 <3mm)可能在成像平面之间滑动,因而无法检测到。

CT 成像还可以提供关于结石成分的信息。用亨氏单位(Hounsfield unit,HU)描述辐射通过不同物质被吸收的程度。水的值为 0HU,空气的值为 −1 000HU,密质骨的值为 1 000HU。结石的亨氏单位可以指示结石类型,因为不同的结石成分吸收不同的辐射量。尿酸结石的值通常为 200~400HU,而草酸钙结石的值为 600~1 200HU。

CT 可以清晰地发现结石外周水肿的输尿管壁形成的“框边”现象,还可以发现肾脏及输尿管积水、肾脏肿大及肾周渗液等现象,对于评估患者结石并发症具有重要作用。

(三)低剂量 CT

低剂量 CT 是通过降低辐射源的管电流来减少辐射的方法,可减少患者 CT 扫描中受到的辐射暴露,图像质量和准确性倾向于随着管电流的降低而降低。图像分辨率降低可能会限制评估周围组织解剖和直径 <3mm 结石的能力。但研究表明,低剂量 CT 具有与标准 CT 相近的灵敏度和特异性(灵敏度为 99%,特异性为 94%),可与标准 CT 在绝大多数相似的情况中使用。关于结石大小和位置的数据仍然准确,结石的 HU 仍然可以预测结石成分且钙结石的相对单位相同。对于体重指数(body mass index,BMI)>30 的患者来说标准 CT 仍是首选成像方式。

五、妊娠女性尿路结石的诊断

妊娠合并尿路结石临床上少见,发病率约为 0.05%,除可引起肾绞痛、血尿等泌尿系统症状,还与流产、早产、胎膜早破等产科并发症密切相关。因为妊娠期禁用放射线检查,所以临床上安全、有效地诊断输尿管结石仍是难题。

(一)临床表现

与非妊娠期相似,肾绞痛常见,阵发性刀割样疼痛或仅有进行性加重的腰腹部酸胀感,可伴有血尿、恶心呕吐等症状,合并感染时,可出现发热、脓尿及尿频尿急尿痛等膀胱刺激征。

(二)影像学诊断

因为妊娠期禁止电离辐射,所以 CT 一般应在妊娠期间避免使用,泌尿系 B 超仍然是妊娠合并尿路结石患者一线的诊断方式。

1. B超 操作简便、经济且对胎儿无损害。临床可根据超声阳性结果结合临床表现与实验室检查对尿路结石做出诊断。超声检查的特异性为 86%,但敏感性仅为 34%,仅可确定约 60% 的结石。妊娠期间常见生理性肾积水,如果超声下并未发现结石,则很难做出诊断或出现误诊。

2. 磁共振尿路成像(magnetic resonance urography,MRU) 可作为疑似尿路结石合并妊娠患者的二线诊断成像手段,因为它仍能避免辐射暴露。MRU 在评价急性尿路梗阻的继发表现时与 CT 具有相似的诊断能力,与结石的存在(表现为信号缺失)相结合,可以更好地区分妊娠性肾积水和梗阻(前者仅表现为骨盆边缘扩张)。但 MRU 的广泛使用受到便捷性、成本以及不能用于金属植入物患者等诸多限制。

3. 低剂量CT 作为诊断妊娠合并结石患者最后的成像选择。根据美国妇产科医师学会发布的指南,<50mGy 的辐射剂量是安全的,不会增加流产或胎儿异常的风险。考虑到腹部和盆腔 CT 扫描的平均胎儿剂量为 8mGy,在妊娠期间谨慎使用 CT 可能是安全的,但不涉及辐射的其他成像方式无疑是更好的选择。

六、儿童尿路结石的诊断

儿科尿路结石的诊断依赖于敏锐的临床观察、选择性的实验室检测和影像学检查。

(一)病史

病史包括结石病家族史、代谢性疾病史、生活史、饮食习惯等,还需注意有些药物的服用可能会通过影响肠道菌群进而增加结石发病率。

(二)临床症状

常见的体征和症状包括腹痛、血尿、排尿困难、恶心或呕吐,以及尿频。在年幼的儿童中,症状通常不明显且定位不明确;许多儿童表现出非特异性疼痛或呕吐,因此儿科尿路结石通常是在影像学检查中偶然发现或在未考虑肾结石时发现的。约半数或更多的结石患儿可表现为腹部隐痛,无特殊泌尿系统症状,因此需要对尿路结石诊断保持警惕。

（三）实验室检验

对于怀疑尿路结石的患儿均应行尿常规及血液检验,用以明确有无并发感染及肾功能损害。尿培养及药敏试验可以帮助明确病原菌种类并指导抗菌药物使用。还应行24h尿定量分析及结石成分分析,分析患儿代谢状态,明确病因诊断,评估复发风险,并指导后续治疗和预防。

（四）影像学检查

超声是疑似尿路结石患儿首选的影像检查方式。儿童的身体脂肪相对较少,超声可以获更高的图像质量。超声虽然不如CT敏感(70%),但足够诊断绝大多数具有临床意义的结石。Johnson及其同事回顾儿科尿路结石的病例,发现近90%的儿科病例实际上并不需要在工作或管理中使用CT成像。他们还发现,超声检查漏掉的结石可能在临床上并不需要手术干预,因为可能会自行排出。使用CT的另一限制是电离辐射,儿童患恶性肿瘤的风险高于接受相同有效辐射剂量的成人,并且约80%尿路结石患者会进行多次CT扫描。限制儿童电离辐射风险尤其重要。低剂量CT仅用于超声无法明确诊断而又高度怀疑结石或需要手术而进一步明确病情的患儿。

（董云则　刘　鼎）

参 考 文 献

[1]CETIN N,GENCLER A,TUFAN A K. Risk factors for development of urinary tract infection in children with nephrolithiasis[J]. J Paediatr Child H,2019,56(1):76-80.

[2]BAUMANN J M,AFFOLTER B. From crystalluria to kidney stones,some physicochemical aspects of calcium nephrolithiasis[J]. World J Nephrol,2014,3(4):256-267.

[3]INGIMARSSON J P,KRAMBECK A E,PAIS V M. Diagnosis and management of nephrolithiasis[J]. Surg Clin N Am,2016,96(3):517-532.

[4]BEVILL M,KATTULA A,COOPER C S,et al. The Modern Metabolic Stone Evaluation in Children[J]. Urology,2017,101:15-20.

[5]CHAN K H,MOSER E A,WHITTAM B M,et al. The ability of a limited metabolic assessment to identify pediatric stone-formers with metabolic abnormalities[J]. J Pediatr Urol,2018,14(4):331.e1-331.e6.

[6]TASIAN G E,JEMIELITA T,GOLDFARB D S,et al. Oral antibiotic exposure and kidney stone disease[J]. J Am Soc Nephrol,2018,29(6):1731-1740.

[7]RAY A A,GHICULETE D,PACE K T,et al. Limitations to ultrasound in the detection and measurement of urinary tract calculi[J]. Urology,2010,76(2):295-300.

[8]TORU,KANNO,MASASHI,et al. The efficacy of ultrasonography for the detection of renal stone[J]. Urology,2014,84(2):285-288.

[9]SMITH-BINDMAN R,AUBIN C,BAILITZ J,et al. Ultrasonography versus computed tomography for suspected nephrolithiasis[J]. N Engl J Med,2014,371(12):1100-1110.

[10] GANESAN V,DE S,GREENE D,et al. Accuracy of ultrasonography for renal stone detection and size determination: is it good enough for management decisions?[J]. BJU Int,2017,119(3):97-103.

[11] ABDEL-GAWAD M,KADASNE R D,ELSOBKY E,et al. A prospective comparative study between color doppler ultrasound with twinkling and non-contrast computed tomography in the evaluation of acute renal colic[J]. J Urol,2016,196(3):757-762.

[12] KIELAR A Z,SHABANA W,VAKILI M,et al. Prospective evaluation of doppler sonography to detect the twinkling artifact versus unenhanced computed tomography for identifying urinary tract calculi[J]. J Ultras Med,2012,31(10):1619-1625.

[13] RIPOLLÉS T,AGRAMUNT M,ERRANDO J,et al. Suspected ureteral colic: plain film and sonography vs unenhanced helical CT. A prospective study in 66 patients[J]. Eur Radiol,2004,14(1):129-136.

[14] JACQUELINE,MZ,THOMSON,et al. Computed tomography versus intravenous urography in diagnosis of acute flank pain from urolithiasis: a randomized study comparing imaging costs and radiation dose[J]. Australas Radiol,2001,45(3):291-297.

[15] FULGHAM P F,ASSIMOS D G,PEARLE M S,et al. Clinical effectiveness protocols for imaging in the management of ureteral calculous disease: AUA technology assessment[J]. J Urol,2013,189(4):1203-1213.

[16] EGE G,AKMAN H,KUZUCU K,et al. Can computed tomography scout radiography replace plain film in the evaluation of patients with acute urinary tract colic?[J] Acta Radiol,2004,45(4):469-473.

[17] JOHNSTON R,LIN A,DU J,et al. Comparison of kidney-ureter-bladder abdominal radiography and computed tomography scout films for identifying renal calculi[J]. Bju Int,2009,104(5):670-673.

[18] DUBINSKY T J,SADRO C T. Acute onset flank pain-suspicion of stone disease[J]. Ultrasound Q,2012,28(3):239-240.

[19] COURSEY C A,CASALINO D D,REMER E M,et al. ACR appropriateness criteria? acute onset flank pain-suspicion of stone disease[J]. Ultrasound Q,2012,28(3):227-233.

[20] TÜRK C,PETŘÍK A,SARICA K,et al. EAU guidelines on interventional treatment for urolithiasis[J]. Eur Urol,2016,69(3):475-482.

[21] MEMARSADEGHI M,HEINZ-PEER G,HELBICH T H,et al. Unenhanced multi-detector row CT in patients suspected of having urinary stone disease: effect of section width on diagnosis[J]. Radiology,2005,235(2):530-536.

[22] NAKA DA S Y,HOFF D G,ATTAI S,et al. Determination of stone composition by noncontrast spiral computed tomography in the clinical setting[J]. Urology,2000,55(6):816-819.

[23] POLETTI P A,PLATON A,RUTSCHMANN O T,et al. Low-dose versus standard-dose CT protocol in patients with clinically suspected renal colic[J]. AJR Am J Roentgenol,2007,188(4):927-933.

[24] NIEMANN T,KOLLMANN T,BONGARTZ G. Diagnostic performance of low-dose CT for the detection of urolithiasis: a meta-analysis[J]. AJR Am J Roentgenol,2008,191(2):396-401.

[25] ALSYOUF M,SMITH D L,OLGIN G,et al. Comparing stone attenuation in low- and conventional-dose noncontrast computed tomography[J]. J Endourol,2014,28(6):704-707.

[26] ROSENBERG E,SERGIENKO R,ABU-GHANEM S,et al. Nephrolithiasis during pregnancy: characteristics, complications,and pregnancy outcome[J]. World J Urol,2011,29(6):743-747.

［27］SEMINS M J,MATLAGA B R. Kidney stones during pregnancy［J］. Nat Rev Urol,2014,11（3）:163-168.

［28］SWANSON M S,HEILMAN E R,EVERSMAN W G. Urinary tract stones in pregnancy［J］. Surg Clin N Am, 1995,75（1）:123-142.

［29］PATEL S J,REEDE D L,KATZ D S,et al. Imaging the pregnant patient for nonobstetric conditions: algorithms and radiation dose considerations［J］. Radiographics,2007,27（6）:1705-1722.

［30］BUTLER E L,COX S M,EBERTS E G,et al. Symptomatic nephrolithiasis complicating pregnancy［J］. Obstet Gynecol,2000,96（5,Part 1）:753-756.

［31］ROOPNARINESINGH,SYAM S. Renal calculi in pregnancy［J］. Fluids in Space,2007,21（1）:4-9.

［32］MULLINS J K,SEMINS M J,HYAMS E S,et al. Half fourier single-shot turbo spin-echo magnetic resonance urography for the evaluation of suspected renal colic in pregnancy［J］. Urology,2012,79（6）:1252-1255.

［33］REGAN F,KUSZYK B,BOHLMAN M E,et al. Acute ureteric calculus obstruction:unenhanced spiral CT versus HASTE MR urography and abdominal radiograph［J］. Br J Radiol,2005,78（930）:506-511.

［34］SPENCER J A,TOMLINSON A J,WESTON M J,et al. Early report:comparison of breath-hold MR excretory urography,doppler ultrasound and isotope renography in evaluation of symptomatic hydronephrosis in pregnancy［J］. Clin Radiol,2000,55（6）:446-453.

［35］SPENCER J A,CHAHAL R,KELLY A,et al. Evaluation of painful hydronephrosis in pregnancy:magnetic resonance urographic patterns in physiological dilatation versus calculous obstruction［J］. J Urol,2004,171 （1）:256-260.

［36］HAMM M,KN PFLE E,WARTENBERG S,et al. Low dose unenhanced helical computerized tomography for the evaluation of acute flank pain［J］. J Urol,2002,167（4）:1687-1691.

［37］WHITE W M,ZITE N B,GASH J,et al. Low-dose computed tomography for the evaluation of flank pain in the pregnant population［J］. J Endourol,2007,21（11）:1255-1260.

［38］MARZUILLO P,GUARINO S,APICELLA A,et al. Why we need a higher suspicion index of urolithiasis in children［J］. J Pediatr Urol,2017,13（2）:164-171.

［39］RICCABONA M,AVNI F E,BLICKMAN J G,et al. Imaging recommendations in paediatric uroradiology［J］. Pediatr Radiol,2009,39（8）:891-898.

［40］PASSEROTTI C,CHOW JS,SILVA A,et al. Ultrasound versus computerized tomography for evaluating urolithiasis［J］. J Urol,2009,182（4 Suppl）:1829-1834.

［41］JOHNSON E K,FAERBER G J,ROBERTS W W,et al. Are stone protocol computed tomography scans mandatory for children with suspected urinary calculi?［J］. J Urol,2011,78（3）:662-666.

［42］ZOETELIEF J. Radiological protection in paediatric diagnostic and interventional radiology［J］. Radiat Prot Dosim,2013,155（3）:380-387.

［43］STROHMAIER W L. Imaging in pediatric urolithiasis—what's the best choice?［J］. Transl Pediatr,2015,4 （1）:36-40.

第九章 肾结石的治疗

肾结石的治疗方式较多，外科处理需严格把握处理指征，当肾结石不断增大，引起梗阻（肾积水）、疼痛和血尿时，需要外科手术治疗。对于无梗阻、无症状小结石，随访时间和干预类型仍没有共识。

一、保守观察和药物排石

（一）积极监测

对于无症状、无梗阻的肾结石，尤其是肾盏结石，可以采取积极的随访观察，一项前瞻性试验的结果表明，对无症状下盏结石（直径 <10mm），可每年随访一次。如果发现结石增大，应降低随访间隔。一项对无症状肾结石患者进行主动监测的系统回顾中发现，自发排石率为 3%~29%，症状发展为 7%~77%，结石生长概率为 5%~66%，手术干预率为 7%~26%。

（二）药物排石

《中国泌尿外科疾病诊断治疗指南》中有关药物排石的适应证包括：①结石直径 <0.6cm；②结石表面光滑；③结石以下尿路无阻塞；④结石未引起尿路完全梗阻，在局部停留少于 2 周；⑤对特殊成分结石，如尿酸结石和胱氨酸结石，推荐采用药物疗法；⑥经皮肾镜、输尿管镜碎石及体外冲击波碎石术（ESWL）后的辅助治疗。只有符合以上适应证才有药物排石的可能，对于有并发症（如感染、难治性肾绞痛、肾功能不全等）的患者，应及时终止药物排石治疗。

1. **含钙结石** 大约 80% 的尿路结石患者的结石类型为含钙结石，其中大部分是草酸钙结石，小部分是磷酸钙结石。在某些情况下，尿路结石是由于系统性疾病（如原发性甲状旁腺功能亢进、吸收障碍综合征或远端肾小管酸中毒）形成的。但是，大多数含钙结石并不是由于系统性疾病导致的，尿路结石主要与代谢紊乱有关，这些代谢紊乱改变了尿液中草酸钙或磷酸钙的过饱和度，其中最常见的是高钙尿症。高草酸尿症、低枸橼酸尿症、尿液 pH 持续升高和尿酸排泄量增加，也会通过增加草酸钙或磷酸钙的过饱和度或降低其在尿液中的溶解度而增加结石形成的风险。

2. **高钙尿症** 除了增加液体摄入量和改变饮食结构以外，目前，噻嗪类利尿剂仍然是治疗高钙尿症相关含钙结石的主要药物，并且也可用于正常钙尿结石的治疗。噻嗪类利尿剂可减少尿钙，推测可能的机制是容积收缩引起的近端小管中钙吸收增加。噻嗪类利尿剂的常见不良反应包括低血钾、高血糖、高血脂、高尿酸血症、低镁血症和低枸橼酸尿症。

高钙尿症与骨密度降低和骨吸收增加有关，并且一些学者提出促进减少尿钙排泄的药物也可以改善骨质疏松患者的骨组织学。平衡研究表明,使用噻嗪类利尿剂治疗的结石患者的钙平衡为正。双膦酸盐是有效的骨吸收抑制剂。Heller 及其同事的研究指出,患者短期内应用阿仑膦酸钠治疗可以纠正空腹尿钙,减少 24h 尿钙的量,还可以改善钙平衡。不过目前尚无随机对照试验评估双膦酸盐在预防含钙结石复发中的作用,因此目前尚不建议使用双膦酸盐治疗。

3. **低枸橼酸尿症**　尿中枸橼酸对含钙结石的形成具有预防效果,这是由于它能够螯合钙离子,还可以抑制含钙结晶的成核作用和生长。多种枸橼酸碱性盐已被应用于治疗原发性含钙结石病,尤其对低枸橼酸血症患者取得了较好的疗效。人体摄入的枸橼酸盐仅有小部分通过尿液排出,大部分枸橼酸盐在肝脏中转化为碳酸氢盐,通过改变近端小管细胞内 pH 来提高肾脏枸橼酸盐清除率。枸橼酸钾比枸橼酸钠更适合用来治疗含钙结石,因为钠的添加会增加尿钙的排泄量,从而抵消了增加尿中的枸橼酸的作用。

枸橼酸盐治疗可提高尿液的 pH,在尿钙较高且无法保证充足的液体摄入量的情况下,可能增加患磷酸钙结石的风险。通常情况下,治疗采用的枸橼酸盐的剂量是根据低枸橼酸尿症的程度而定,一般可以从 30mEq/d 开始治疗,建议最大剂量为 60mEq/d,分次服用,以使柠檬酸尿排泄 >500mg/d。专家建议,当尿液的 pH 高于 6.5 或尿液中磷酸钙过饱和度处于较高水平时,通常应避免使用枸橼酸盐治疗。

4. **高草酸尿症**　原发性高草酸尿症通常程度较轻,是最常见的高草酸尿症类型。可能的发病原因有:饮食中草酸盐摄入过多,饮食中钙的摄入减少,或草酸的内源性分泌增加。尽管一直以来都建议草酸钙结石患者采用低草酸盐饮食,但近期的数据表明,低草酸盐饮食的作用可能并不如预期明显。另外,由于低钙饮食会增加患草酸钙结石的风险,因此鼓励正常钙饮食摄入。

严重的高草酸尿症可能是源于特发性高草酸尿症(一种草酸合成异常的罕见的常染色体隐性遗传性疾病)和肠溶高草酸尿症,吸收障碍如小肠切除,胰腺功能不全或肥胖治疗手术也会导致草酸盐的吸收增加和肾脏排泄增加。针对这种情况,治疗方案应以积极治疗原发病为主。草酸尿水平异常高的患者有肾衰竭的风险,根治方案是进行肝肾联合移植手术。

5. **磷酸钙结石**　尿路结石患者中,结石成分中磷酸钙含量超过 50% 的情况并不常见。磷酸钙结石的治疗方法与草酸钙结石的治疗方法类似,减少饮食中的钠和蛋白质,增加液体摄入量和应用噻嗪类利尿剂均已被证明是有效的。枸橼酸盐在磷酸钙结石患者治疗中的作用仍存在一定争议,枸橼酸盐治疗通常伴随着尿液 pH 的升高,而尿液 pH 的升高可能促进磷酸钙结晶的形成。如果采用枸橼酸盐治疗磷酸钙结石,那么有必要进行 24h 尿液随访。

6. **髓质海绵肾**　髓质海绵肾是一种先天性疾病,其特征是在肾锥体的锥孔区域的末端的集合管畸形。患者通常无明显症状,多是由于其他疾病进行影像学检查时发现该病。髓质海绵肾患者常见的并发症有远端肾小管性酸中毒,低尿酸和钙尿过多,12%~20% 的患者有反复发作的含钙结石病史。结石成分主要为磷酸钙结石和草酸钙结石。髓质海绵肾患者的含钙结石治疗方案与其他含钙结石的治疗方案相同。枸橼酸盐治疗对髓质海绵肾患者同样有效。

7. **尿酸结石**　尿酸结石形成的 3 个主要因素是尿量少、尿液中尿酸含量过多和尿液 pH 低于正常值。其中,低尿液 pH 是尿酸结石形成的主要决定因素。成人中,大多数尿酸结石与尿液中尿酸过多无关,而与尿液 pH 过低有关,这可能是胰岛素抵抗的一种表现。未解离的尿酸的溶解度仅为 90mg/L,尿酸是 pH 为 5.5 的弱有机酸,因此,在低尿液 pH 下,未解离的尿酸沉淀更易形成尿酸结石。腹泻病、回肠造口术后,以及代谢综合征的患者更易得尿酸结石。

针对尿酸结石的主要治疗方法是增加尿酸在尿液中的溶解度并降低其浓度。碱化尿液是尿酸结石治疗的基础。明确诊断患有尿酸结石但无明显阻塞或感染的患者,可以采取口服药物溶石治疗。该疗法也可以作为预防性治疗。钾和钠的碱化处理均可以有效提高尿液的 pH,但枸橼酸钾优于枸橼酸钠,因为尿钠增加会增加尿钙的排泄量。枸橼酸钾的初始推荐治疗剂量为 30~40mEq/d,对应的尿液 pH 应提高至 6.0~6.5。

如果存在尿中尿酸过多,应将动物蛋白的摄入量减少到 <0.8g/（kg·d）。对于仅靠饮食调节难以见效的尿中尿酸过多的患者,可以尝试使用黄嘌呤氧化酶抑制剂。别嘌呤醇是患有原发性痛风,遗传性尿酸代谢异常的患者的主要治疗药物。

8. 胱氨酸结石　胱氨酸尿症是一种常染色体隐性遗传疾病,可以导致胱氨酸、鸟氨酸、赖氨酸和精氨酸的尿排泄量增加。胱氨酸是由 2 个半胱氨酸分子通过二硫键连接而形成的氨基酸。胱氨酸的有限溶解性可导致结石形成。尽管有两种遗传上不同形式的半胱氨酸尿症,但两者的临床表现没有差异。这些患者的胱氨酸排泄量可达 250~1 000mg/d 以上。胱氨酸结石通常由纯胱氨酸组成,很少会与钙盐混合。当尿液 pH 升高时,胱氨酸溶解度会随之增加。

胱氨酸结石的治疗方案多年来没有较大的改变。尿液稀释、碱化和螯合疗法一直是胱氨酸结石治疗方法的基础。治疗的合理目标是使尿液中胱氨酸浓度保持在 240mg/L 以下,尿液 pH 保持在 7 左右,以使尿液胱氨酸过饱和度低于 1。该目标需要患者尿量超过 4L/d。患者应每晚至少排尿 1 次,并增加夜间液体摄入量,以避免夜间尿液浓缩。如果在保证足够液体摄入量和尿液 pH 为碱性的情况下,结石仍反复发作,则应联合应用半胱氨酸结合药。与半胱氨酸结合的药物具有巯基,可使其与半胱氨酸形成混合的二硫化物,其比同型二聚体更易溶解。D- 青霉胺和硫普罗宁［α- 巯基丙酰甘氨酸（α-mercaptopropionylglycine,α-MPG）］是最常用的巯基结合药物。

9. 磷酸镁铵结石　有时也称为三磷酸盐石,由磷酸钙镁铵组成,仅在尿素分解细菌（如变形杆菌、普罗维登斯菌,有时还包括克雷伯菌、假单胞菌和肠球菌）感染的尿液中形成。它们具有快速生长和大量发病的潜力,因此必须早期发现并予以治疗。磷酸镁铵结石难以治疗,需要与泌尿科专家合作。治疗需要取出结石并进行有效的抗生素治疗。抗生素治疗应以结石本身（或手术时获得的肾盂尿液）以及膀胱尿液的培养为指导。根据 2005 年美国泌尿学协会关于鹿角结石管理的指南,手术治疗是磷酸镁铵结石的推荐治疗方法。术前和围手术期使用抗生素对预防手术中的败血症至关重要。当不能彻底清除结石时,建议使用脲酶抑制剂来减缓或抑制结石形成,最常用的是乙酰氧肟酸。但是,乙酰氧肟酸使用前需要评估患者的肾功能,血清肌酐水平 >2mg/dL 的患者禁用。乙酰氧肟酸常见的不良反应包括头痛、血栓性静脉炎、震颤、恶心、呕吐和皮疹等。乙酰氧肟酸的起始治疗剂量是口服 250mg,2 次 /d;如果可以耐受约 1 个月,则可增加至 3 次 /d 口服。

二、肾结石的手术治疗

（一）体外震波碎石

体外震波碎石（extracorporeal shock wave lithotripsy，SWL）利用的是放电产生的高能冲击波，冲击波通过水传导，在双平面透视协助下可直接聚焦作用于肾结石，柔软的肾组织与坚硬的结石相比，组织密度改变使得能量在结石表面释放，从而击碎结石。

无症状肾结石患者发生症状性发作或需要干预的风险可能为每年10%~25%，5年累计发生事件的概率为48.5%。一项临床随访2年以上的前瞻性随机对照试验（randomized controlled trial，RCT）显示，在比较清石率（stone free rate，SFR）、症状、需要额外治疗、生活质量（quality of Life，QoL）、肾功能或住院情况方面，SWL与观察组之间没有显著差异。虽然有些人建议对这些结石采取预防措施以预防肾绞痛、血尿、感染或结石生长，但也有不一致的数据报道。在SWL后近5年的随访期间，两个系列研究表明，多达25%的小残留碎片患者需要治疗。虽然肾盏结石是否应该治疗的问题仍然没有答案，但结石生长、新生梗阻、相关感染和急性和/或慢性疼痛是治疗的指征。SWL的成功取决于碎石机的效果和以下因素：结石的大小、位置（输尿管、盆腔或肾盏）和组成（硬度），这些因素都显著影响再处理率和SWL的最终结果。

然而，SWL并不是处理较大结石或复杂结石的理想方法。结石较大或较硬、位于肾盏憩室或肾脏解剖结构较复杂的患者，应考虑其他取石方法。经皮肾取石或输尿管镜等操作可极大程度地促进结石清除以及纠正潜在解剖异常。一项队列研究纳入了137例直径为11~20mm的肾结石患者，发现与SWL相比，经皮肾取石和输尿管镜取石组的单次治疗成功率显著更高：经皮肾取石清石率为95%，输尿管镜为88%，SWL为60%。

（二）经皮肾镜碎石术

经皮肾镜碎石术（percutaneous nephrolithotripsy，PNL）仍然是治疗肾结石的标准方法。根据扩张鞘的直径，PNL又分为24~30F的标准通道PNL（standard PNL，sPNL），以及<18F的微小PNL（miniPNL，mPNL）。微小通道的扩张鞘最初用于儿科，但现在越来越多地用于成人。近年又有学者研发了直径仅为1mm，其外鞘通道为13Fr（4mm）的超细通道经皮肾镜（ultra-mini percutaneous nephrolithotomy，UMP）。UMP是当前泌尿外科领域最细的内镜。UMP适用于治疗直径在2cm以内的肾结石。作为泌尿系统最细的内镜，UMP取石的优势主要是通道小，有利于减小对肾脏的损伤，可以最大限度保留肾功能，术中、术后出血显著减少，术后能够做到无管化，即术后不需要放置造瘘管或双J管，住院时间明显缩短。

碎石方式的选择主要根据结石负荷和结石位置，可选择不同类型的PNL。对于直径>2cm的肾结石或鹿角形结石，可选择标准通道PNL，碎石方式可选择激光或者气道弹压，清石效率高，但缺点是由于扩张的通道较大，对肾脏的创伤较大，出血较多，肾功能丢失较多，术后住院时间较长，对邻近器官的损伤概率也会增加，因此标准通道PNL应用于复杂的鹿角形结石较多。

mPNL由于通道相对较小，造成的损伤和出血较sPNL则明显减少，但同时小通道也限制了碎石效率,同样的结石负荷,如果强行要求达到与 sPNL 相当的清石率,mPNL 的手术时间则较 sPNL 长,也增加了患者在麻醉期间的手术风险。因此,结石负荷越大,sPNL 越有优势。曾国华教授近期发布了一项多中心随机对照试验(randomized controlled trial,RCT)结果:对于直径在 2~4cm 的肾结石,mPNL 可达到与 sPNL 类似的清石率,并且具有出血相对较少、术后疼痛发生率低、住院时间短并且术后感染相关事件发生率低等优势。

1. PNL 适应证　经皮取出肾结石仅用于具有以下临床特征的患者:①结石较大(直径 >2cm)或复杂性结石(充满大部分肾内集合系统,如鹿角形结石);②胱氨酸结石(SWL 相对无效);③伴解剖结构异常,包括马蹄肾或肾盂输尿管连接部梗阻;④肾盏憩室内结石。

2. PNL 禁忌证　①接受抗凝治疗的患者必须在术前和术后仔细监测,术前必须停止抗凝治疗;②未行治疗的泌尿道感染;③操作通道中可能有肿瘤;④肾恶性肿瘤可能;⑤妊娠期。

3. 手术并发症　一项对近 12 000 例患者的系统回顾分析显示,PNL 的并发症发生率为:发热 10.8%,输血 7%,胸部并发症 1.5%,脓毒症 0.5%,器官损伤 0.4%,栓塞 0.4%,死亡 0.05%。由于肾结石本身可能是一种感染源,即使术前进行无菌尿培养和围手术期抗生素预防,也可发生围手术期发热。因此,术中肾结石培养有助于术后抗生素的选择。术中灌洗压力 <30mmHg 和术后尿路引流通畅可能是预防术后脓毒症的重要因素。PNL 后出血可通过短暂夹紧肾造瘘管来治疗。在严重出血的情况下,可进行动脉分支的超选择性栓塞。与肾盂结石相比,肾盏结石的手术并发症发生率更高。

(三)输尿管软镜

光导纤维技术的进一步革新促进了软性输尿管镜的发展和应用,由于增加了偏转功能,软镜能够进入整个上尿路,包括肾内集合系统。联合应用内镜的主动和被动偏转功能,可到达位于肾下极或极外侧肾盏的肾脏损伤或结石并且可对整个肾内集合系统进行 360° 的观察和操作。因此,对于下盏结石,经皮肾镜很难到达的位置,输尿管软镜(flexible ureteroscopy,FURS)就成为更好的选择。另外,FURS 对处理肾盏憩室内的结石也更有优势。

由于用于软镜的激光光纤较细,碎石功率相对较低。因此,对于直径 >2cm 的肾结石,不推荐使用 FURS;对于直径为 1.5~2.0cm 的下盏结石,则推荐使用 FURS。关于软镜的清石率各中心的报道差异较大。例如,一项多中心回顾性研究显示,mPNL、FURS 和 SWL 对于直径为 1~2cm 结石的清石率分别为 83.6%、86.1% 和 77.2%;而在一项前瞻性研究中,mPNL 和 FURS 的清石率分别为 100% 和 96.88%;Akbulut 等报道 mPNL 和 FURS 的清石率分别为 85.7% 和 90.3%;Schoenthaler 等使用 14-Fr 扩张鞘,UMP 和 FURS 组的清石率分别为 84% 和 87%。

对于直径 >2cm 的肾结石,软镜的清石率则显著下降。结石直径为 2~3cm 时,FURS 的首次清石率在 70% 左右;而结石直径 >3cm 时,FURS 的首次清石率则仅有近 55%。并且,结石负荷越大,二期手术处理的概率越高,手术时间也越长。因此,对于直径 <2cm 的肾结石,推荐使用 FURS 碎石。FURS 并无特殊禁忌证,除了全麻手术禁忌证,对于结石合并感染的患者,在治疗尿路感染后可安全进行 FURS。

（四）开放或腹腔镜下手术取石

开放取石手术的作用仍然有限,临床上适合进行开放性手术的患者不到1%。开放性手术主要用于所有微创操作无法取出的复杂性肾结石。开放性手术的指征包括内镜取石失败、复杂的（鹿角形）肾结石以及肾/输尿管解剖结构复杂或病态肥胖。腔内泌尿外科手术（如输尿管镜碎石术和经皮肾镜碎石术）的进展显著降低了开放或腹腔镜结石手术的适应证。大多数复杂的石头,包括部分和完整的鹿角石,主要用经皮肾镜碎石术（PNL）来处理。此外,PNL和逆行性肾内手术（retrograde intrarenal surgery,RIRS）相结合的方法也是一个合适的选择。然而,如果经皮入路不太可能成功,或者如果多个腔内泌尿外科入路都不成功,开放或腹腔镜手术可能是一种有效的治疗选择。

（许云飞　胡光辉）

参 考 文 献

[1] HAN D S,CHER B,LEE D,et al. The durability of active surveillance in patients with asymptomatic kidney stones:a systematic review[J]. J Endourol,2019. 33(7):598.

[2] 黄健. 中国泌尿外科疾病诊断治疗指南:2019版[M]. 北京:科学出版社,2019.

[3] JOHNSON C M,WILSON D M,O'FALLON W M,et al. Renal stone epidemiology:a 25-year study in Rochester,Minnesota[J]. Kidney Int,1979,16(5):624-631.

[4] COE F L,PARKS J H,ASPLIN J R. The pathogenesis and treatment of kidney stones[J]. N Engl J Med,1992,327(16):1141-1152.

[5] WORCESTER E M,COE F L. New insights into the pathogenesis of idiopathic hypercalciuria[J]. Semin Nephrol,2008,28(2):120-132.

[6] NIJENHUIS T,VALLON V,van der KEMP A W,et al. Enhanced passive Ca2+ reabsorption and reduced Mg2+ channel abundance explains thiazide-induced hypocalciuria and hypomagnesemia[J]. J Clin Invest,2005,115(6):1651-1658.

[7] HEILBERG I P,WEISINGER J R. Bone disease in idiopathic hypercalciuria[J]. Curr Opin Nephrol Hypertens,2006,15(4):394-402.

[8] COE F L,PARKS J H,BUSHINSKY D A,et al. Chlorthalidone promotes mineral retention in patients with idiopathic hypercalciuria[J]. Kidney Int,1988,33(6):1140-1146.

[9] HELLER H J,ZERWEKH J E,GOTTSCHALK F A,et al. Reduced bone formation and relatively increased bone resorption in absorptive hypercalciuria[J]. Kidney Int,2007,71(8):808-815.

[10] NICAR M J,HILL K,PAK C Y. Inhibition by citrate of spontaneous precipitation of calcium oxalate in vitro [J]. J Bone Miner Res,1987,2(3):215-220.

[11] MOE O W,PREISIG P A. Dual role of citrate in mammalian urine[J]. Curr Opin Nephrol Hypertens,2006,15(4):419-424.

[12] LEMANN J J,PLEUSS J A,GRAY R W,et al. Potassium administration reduces and potassium deprivation increases urinary calcium excretion in healthy adults[corrected][J]. Kidney Int,1991,39(5):973-983.

[13] COE F L,EVAN A,WORCESTER E. Pathophysiology-based treatment of idiopathic calcium kidney stones[J]. Clin J Am Soc Nephrol,2011,6(8):2083-2092.

[14] HAGLER L,HERMAN R H. Oxalate metabolism[J]. Am J Clin Nutr,1973,26(7):758-765.

[15] HOLMES R P,GOODMAN H O,ASSIMOS D G. Contribution of dietary oxalate to urinary oxalate excretion[J]. Kidney Int,2001,59(1):270-276.

[16] TAYLOR E N,CURHAN G C. Determinants of 24-hour urinary oxalate excretion[J]. Clin J Am Soc Nephrol,2008,3(5):1453-1460.

[17] CURHAN G C,WILLETT W C,RIMM E B,et al. A prospective study of dietary calcium and other nutrients and the risk of symptomatic kidney stones[J]. N Engl J Med,1993,328(12):833-838.

[18] DANPURE C J. Advances in the enzymology and molecular genetics of primary hyperoxaluria type 1. Prospects for gene therapy[J]. Nephrol Dial Transplant,1995,10(Suppl 8):24-29.

[19] SEARGEANT L E,DEGROOT G W,DILLING L A,et al. Primary oxaluria type 2 (L-glyceric aciduria):a rare cause of nephrolithiasis in children[J]. J Pediatr,1991,118(6):912-914.

[20] MILLAN M T,BERQUIST W E,SO S K,et al. One hundred percent patient and kidney allograft survival with simultaneous liver and kidney transplantation in infants with primary hyperoxaluria:a single-center experience[J]. Transplantation,2003,76(10):1458-1463.

[21] JEYARAJAH D R,MCBRIDE M,KLINTMALM G B,et al. Combined liver-kidney transplantation:what are the indications?[J]. Transplantation,1997,64(8):1091-1096.

[22] COE F L,PARKS J H,ASPLIN J R. The pathogenesis and treatment of kidney stones[J]. N Engl J Med, 1992,327(16):1141-1152.

[23] PARKS J H,COE F L,STRAUSS A L. Calcium nephrolithiasis and medullary sponge kidney in women[J]. N Engl J Med,1982,306(18):1088-1091.

[24] FABRIS A,LUPO A,BERNICH P,et al. Long-term treatment with potassium citrate and renal stones in medullary sponge kidney[J]. Clin J Am Soc Nephrol,2010,5(9):1663-1668.

[25] MAALOUF N M,CAMERON M A,MOE O W,et al. Novel insights into the pathogenesis of uric acid nephrolithiasis[J]. Curr Opin Nephrol Hypertens,2004,13(2):181-189.

[26] SAKHAEE K,ADAMS-HUET B,MOE O W,et al. Pathophysiologic basis for normouricosuric uric acid nephrolithiasis[J]. Kidney Int,2002,62(3):971-979.

[27] PARKS J H,WORCESTER E M,O'CONNOR R C,et al. Urine stone risk factors in nephrolithiasis patients with and without bowel disease[J]. Kidney Int,2003,63(1):255-265.

[28] ABATE N,CHANDALIA M,CABO-CHAN A J,et al. The metabolic syndrome and uric acid nephrolithiasis: novel features of renal manifestation of insulin resistance[J]. Kidney Int,2004,65(2):386-392.

[29] CLARKE A M,MCKENZIE R G. Ileostomy and the risk of urinary uric acid stones[J]. Lancet,1969,2(7617): 395-397.

[30] HALL P M. Nephrolithiasis:treatment,causes,and prevention[J]. Cleve Clin J Med,2009,76(10): 583-591.

[31] WORCESTER E M,COE F L. Nephrolithiasis[J]. Prim Care,2008,35(2):369-391.

[32] MATTOO A,GOLDFARB D S. Cystinuria[J]. Semin Nephrol,2008,28(2):181-191.

[33] CRAWHALL J C,SCOWEN E F,WATTS R W. Effect of penicillamine on cystinuria[J]. Br Med J,1963,

1（5330）:588-590.

[34] RODMAN J S. Struvite stones[J]. Nephron,1999,81（Suppl 1）:50-59.

[35] PREMINGER G M,ASSIMOS D G,LINGEMAN J E,et al. Chapter 1:AUA guideline on management of staghorn calculi:diagnosis and treatment recommendations[J]. J Urol,2005,173（6）:1991-2000.

[36] INCI K,SAHIN A,ISLAMOGLU E,et al. Prospective long-term follow up of patients with asymptomatic lower pole caliceal stones[J]. J Urol,2007,177（6）:2189.

[37] BURGHER A,BEMAN M,HOLTZMAN J L,et al. Progression of nephrolithiasis:long-term outcomes with observation of asymptomatic calculi[J]. J Endourol,2004,18（6）:534.

[38] HUBNER W,PORPACZY P. Treatment of caliceal calculi[J]. Br J Urol,1990,66（1）:9.

[39] KEELEY F X JR,TILLING K,ELVES A,et al. Preliminary results of a randomized controlled trial of prophylactic shock wave lithotripsy for small asymptomatic renal calyceal stones[J]. BJU Int,2001,87（1）:1-8.

[40] GLOWACKI L S,BEECROFT M L,COOK R J,et al. The natural history of asymptomatic urolithiasis[J]. J Urol,1992,147（2）:319-321.

[41] COLLINS J W,KEELEY F X JR. Is there a role for prophylactic shock wave lithotripsy for asymptomatic calyceal stones?[J]. Curr Opin Urol,2002,12（4）:281-286.

[42] OSMAN M M,ALFANO Y,KAMP S,et al. 5-year-follow-up of patients with clinically insignificant residual fragments after extracorporeal shockwave lithotripsy[J]. Eur Urol,2005,47（6）:860-864.

[43] REBUCK D A,MACEJKO A,BHALANI V,et al. The natural history of renal stone fragments following ureteroscopy[J]. Urology,2011,77（3）:564-568.

[44] BRANDT B,OSTRI P,LANGE P,et al. Painful caliceal calculi. The treatment of small nonobstructing caliceal calculi in patients with symptoms[J]. Scan J Urol Nephrol,1993,27（1）:75-76.

[45] ANDERSSON L,SYLVEN M S. Small renal caliceal calculi as a cause of pain[J]. J Urol,1983,130（4）:752-753.

[46] MEE S L,THUROFF J W. Small caliceal stones:is extracorporeal shock wave lithotripsy justified?[J]. J Urol,1988,139（5）:908-910.

[47] WIESENTHAL J D,GHICULETE D,HONEY R J,et al. A comparison of treatment modalities for renal calculi between 100 and 300 mm^2:are shockwave lithotripsy,ureteroscopy,and percutaneous nephrolithotomy equivalent?[J]. J Endourol,2011,25（3）:481-485.

[48] RUHAYEL Y,TEPELER A,DABESTANI S,et al. Tract sizes in miniaturized percutaneous nephrolithotomy:a systematic review from the european association of urology urolithiasis guidelines panel[J]. Eur Urol,2017,72（2）:220-235.

[49] ZENG G,CAI C,DUAN X,et al. Mini percutaneous nephrolithotomy is a noninferior modality to standard percutaneous nephrolithotomy for the management of 20-40mm renal calculi:a multicenter randomized controlled trial[J]. Eur Urol. 2021,79（1）:114-121.

[50] SEITZ C,DESAI M,HACKER A,et al. Incidence,prevention,and management of complications following percutaneous nephrolitholapaxy[J]. Eur Urol,2012,61（1）:146-158.

[51] YOSHIDA S,TAKAZAWA R,UCHIDA Y,et al. The significance of intraoperative renal pelvic urine and stone cultures for patients at a high risk of post-ureteroscopy systemic inflammatory response syndrome[J]. Urolithiasis,2019,47（6）:533-540.

［52］ WU C,HUA L X,ZHANG J Z,et al. Comparison of renal pelvic pressure and postoperative fever incidence between standard- and mini-tract percutaneous nephrolithotomy［J］. Kaohsiung J Med Sci,2017,33（1）: 36-43.

［53］ TÜRK C,PETŘÍK A,SARICA K,et al. EAU guidelines on diagnosis and conser vative management of urolithiasis［J］. Eur Urol,2016,69（3）:468-474.

［54］ KIREMIT M C,GUVEN S,SARICA K,et al. Contemporary Management of Medium-Sized（10-20 mm）Renal Stones:A Retrospective Multicenter Observational Study［J］. J Endourol,2015,29（7）:838-843.

［55］ SABNIS RB,JAGTAP J,MISHRA S,et al. Treating renal calculi 1-2 cm in diameter with minipercutaneous or retrograde intrarenal surgery:a prospective comparative study［J］. BJU Int,2012,110（8 Pt B）:E346-E349.

［56］ AKBULUT F,KUCUKTOPCU O,KANDEMIR E,et al. Comparison of flexible ureterorenoscopy and mini-percutaneous nephrolithotomy in treatment of lower calyceal stones smaller than 2 cm［J］. Ren Fail,2016,38 （1）:163-167.

［57］ SCHOENTHALER M,WILHELM K,HEIN S,et al. Ultra-mini PCNL versus flexible ureteroscopy:a matched analysis of treatment costs（endoscopes and disposables）in patients with renal stones 10-20 mm［J］. World J Urol,2015,33（10）:1601-1605.

［58］ GIUSTI G,PROIETTI S,VILLA L,et al. Current Standard Technique for Modern Flexible Ureteroscopy:Tips and Tricks［J］. Eur Urol,2016,70（1）:188-194.

［59］ ASSIMO D G,BOYCE W H,HARRISON L H,et al. The role of open stone surgery since extracorporeal shock wave lithotripsy［J］. J Urol,1989,142（2 Pt 1）:263-267.

［60］ SEGURA J W. Current surgical approaches to nephrolithiasis［J］. Endocrinol Metab Clin North Am,1990,19 （4）:919-935.

［61］ Honeck P,WENDT-NORDAHL G,KROMBACH P,et al. Does open stone surgery still play a role in the treatment of urolithiasis? Data of a primary urolithiasis center［J］. J Endourol,2009,23（7）:1209-1212.

［62］ BICHLER K H,LAHME S,STROHMAIER W L. Indications for open stone removal of urinary calculi［J］. Urol Int,1997,59（2）:102-108.

［63］ BOROFSKY M S,LINGEMAN J E. The role of open and laparoscopic stone surgery in the modern era of endourology［J］. Nat Rev Urol,2015,12（7）:392-400.

［64］ ALIVIZATOS G,SKOLARIKOS A. Is there still a role for open surgery in the management of renal stones?［J］. Curr Opin Urol,2006,16（2）:106-111.

［65］ BASIRI A,TABIBI A,NOURALIZADEH A. Comparison of safety and efficacy of laparoscopic pyelolithotomy versus percutaneous nephrolithotomy in patients with renal pelvic stones:a randomized clinical trial［J］. Urol J,2014,11（6）:1932-1937.

［66］ PRAKASH J,SINGH V,KUMAR M,et al. Retroperitoneoscopic versus open mini-incision ureterolithotomy for upper- and mid-ureteric stones:a prospective randomized study［J］. Urolithiasis,2014,42（2）:133-139.

［67］ HUNAYAN A,KHALIL M,HASSABO M,et al. Management of solitary renal pelvic stone:laparoscopic retroperitoneal pyelolithotomy versus percutaneous nephrolithotomy［J］. J Endourol,2011,25（6）:975-978.

［68］ SKOLARIKOS A,PAPATSORIS AG,ALBANIS S,et al. Laparoscopic urinary stone surgery:an updated evidence-based review［J］. Urol Res,2010,38（5）:337-344.

［69］ GIEDELMAN C,ARRIAGA J,CARMONA O,et al. Laparoscopic anatrophic nephrolithotomy:developments of the technique in the era of minimally invasive surgery[J]. J Endourol,2012,26(5):444-450.

[70] WANG X,LI S,LIU T,et al. Laparoscopic pyelolithotomy compared to percutaneous nephrolithotomy as surgical management for large renal pelvic calculi:a meta-analysis[J]. J Urol,2013,190(3):888-893.

[71] SINGH V,SINHA R J,GUPTA D K,et al. Prospective randomized comparison of retroperitoneoscopic pyelolithotomy versus percutaneous nephrolithotomy for solitary large pelvic kidney stones[J]. Urol Int, 2014,92(4):392-395.

第十章　输尿管结石的治疗

输尿管结石患者的治疗方案主要与结石因素、临床因素、解剖因素和技术因素相关。病情不严重可考虑保守治疗或药物治疗,当有手术指征时,需要考虑以上因素并选择结石清除率最高且并发症发生率最小的治疗方案。大多数情况下常有多种治疗方式可供选择,最终取决于患者对于方案的偏好以及该方案的疗效能否达到患者预期。

一、药 物 排 石

根据 EAU 发布的 2020 年尿石症诊断治疗指南,药物排石治疗仅适用于不需要主动取石的情况,一旦药物治疗时出现并发症,如感染、顽固性疼痛以及肾功能恶化等,应当立即终止药物治疗,选择其他治疗方案。Vincent De Coninck 等人在 2019 年发表的关于尿石症药物治疗的综述显示,在尿石症方面使用药物治疗的证据强度较低,同时列举了数种可用于治疗尿石症的药物,如 α 受体阻滞剂、钙通道阻滞剂、5 型磷酸二酯酶(phosphodiesterase 5,PDE5)抑制剂、皮质类固醇等。

(一)α 受体阻滞剂

多项关于 α 受体阻滞剂排石效果的随机对照试验研究得出了不同的结论。Pickard R 等人进行了一项大型多中心随机对照试验,认为坦索罗辛、硝苯地平和安慰剂的排石效果在自发性尿路结石中不存在差异;Furyk JS 等人及 Meltzer AC 等人的实验结果也认为坦索罗辛不能增加患者的排石率。但也存在与此结论相反的随机对照研究:Portis AJ 等人的研究认为坦索罗辛能增加结石手术患者的排石率;Ye Z 等人认为对于直径 >5mm 的远端输尿管结石,使用坦索罗辛能增加排石率;Sur RL 等人亦认为西洛多辛能增加远端输尿管结石患者的排石率。

由于单个随机对照试验之间的差异性较大,有多个团队对已有的随机对照试验进行了 Meta 分析。大部分 Meta 分析都认为 α 受体阻滞剂能增加输尿管结石的排石率,且在排除高偏倚风险的文献并经过亚组分析之后,仍显示 α 受体阻滞剂能改善直径 >5mm 的输尿管结石的排石率。综上所述,α 受体阻滞剂能在一定程度上增加输尿管结石患者的排石率,且排石效果在直径 >5mm 的远端输尿管结石上更为显著。

(二)钙通道阻滞剂

如前文所述,Pickard R 等人的随机对照试验研究认为坦索罗辛、硝苯地平和安慰剂对于自发性尿路结石的排石效果不存在差异;同时,Wang H 等人的 Meta 分析认为钙通道阻滞剂的排石效率不如 α 受体阻滞剂。

（三）5 型磷酸二酯酶抑制剂

Montes Cardona CE 等人的 Meta 分析认为,相对于安慰剂而言,使用他达拉非具有更高的排石率;他达拉非与坦索罗辛联合使用能最大限度地增加输尿管结石患者的排石率。

（四）皮质类固醇

Sridharan 等人进行的一项 Meta 分析研究认为,坦索罗辛联用皮质类固醇的排石率较单独使用坦索罗辛更高。但该项 Meta 分析纳入的研究较少且此疗法的不良反应较大,需进行更多临床试验后再下定论。

（五）其他药物

Palmisano F 等人发现,菠萝蛋白酶和坦索罗辛联用能增加远端输尿管结石患者的排石率,其原理可能是菠萝蛋白酶下调环氧化酶 -2（cyclooxygenase-2,COX-2）和前列腺素 E-2（prostaglandin E-2,PGE-2）的表达水平并激活炎症介质,从而减轻输尿管壁结石部位水肿。同时,单味中药如金钱草、海金沙、鸡内金及车前子等,复方中药汤剂如复方金钱草颗粒、排石汤等,中医针灸推拿等治疗方法也被认为对输尿管结石的治疗有一定作用。

二、输尿管镜下激光碎石术

输尿管镜碎石术（ureteroscopic lithotripsy,URSL）和体外冲击波碎石术（ESWL）是目前治疗输尿管结石最主要的方法。20 世纪 80 年代,Perez Castro 首次报道使用金属输尿管镜进行输尿管及肾盂疾病的治疗,拉开了 URSL 治疗输尿管结石的帷幕。URSL 应用于临床后,由于其灵活方便、创伤小且愈合快,大大改变了输尿管结石的治疗观念,逐渐成为输尿管结石的主流治疗手段。如今,大部分输尿管结石可以通过 URSL 和 ESWL 进行治疗,AUA 指南建议将 URSL 作为输尿管中段及远端结石的一线治疗方式。对于 ESWL 无效或存在禁忌证的患者,亦推荐选择 URSL 进行治疗。Tamsin Drake 等人认为,在治疗近端输尿管结石方面,URSL 比 ESWL 具有更高的清石率,而使用 ESWL 进行治疗的患者,结石的二次治疗率更高。但 URSL 有更高的并发症发生率和更长的住院时间。

虽然 URSL 在治疗输尿管结石上拥有诸多优势,且发生并发症的概率相对较低,但它也存在一定的缺陷。URSL 过程中的热效应和碎石过程中产生的冲击,可能会引起输尿管发生一系列病理变化,最终造成输尿管狭窄或粘连。因此,改进 URSL、降低其对输尿管造成的损伤可能成为今后优化 URSL 手术的研究方向之一。

三、输尿管软镜下碎石术

输尿管软镜（FURS）也可用于结石的治疗,最合适的结石类型为直径 1.5~2cm 的肾下盏结石,尤其在肾盏解剖结构较为复杂且 ESWL 无法适用的情况下。但对于直径 >1.5cm 的输尿管结石及肾盂结石,FURS 不作为治疗的首选方案。通常情况下,FURS 可以替代经皮肾镜取石术（percutaneous nephrolithotomy,PCNL）治疗肾结石憩室内的结石,而治疗输尿管结石多采用半硬性输尿管镜（semirigid ureteroscope）。Elias S Hyams 等人进行了一项前瞻性多中心研究，共纳入 71 例病例，分析 FURS 治疗直径 <2cm 的近端输尿管结石的疗效，结果显示：手术清石率为 95%，平均手术时间为 60.3min，术中并发症发生率为 2.8%，为轻度输尿管损伤；术后并发症发生率为 8.7%，包括尿路感染、尿潴留和肺水肿。该研究虽然纳入样本量较小，但也证明了输尿管软镜运用于输尿管结石治疗的可行性。

四、经皮肾镜碎石术

Fernström 等人于 1976 年第一次通过经皮通道进行肾脏穿刺造瘘取出肾盂结石，成为第一例经皮肾镜取石术（PCNL）。PCNL 是治疗大型结石（通常指直径 >2cm 的结石）及鹿角形结石的首选方法。PCNL 的清石率是 ESWL 的 3 倍。此外，肾下盏及肾盏憩室结石的最佳治疗方案也是 PCNL。

微通道经皮肾镜（miniperc 和 microperc）是一类特殊的经皮肾镜。miniperc 通常指镜鞘 12~20Fr 的经皮肾镜，优点是术中出血量小且恢复时间短，其最理想的碎石大小是直径为 1~2.5cm 的结石。microperc 是更小的一类 PCNL，使用 16G 针头进行穿刺，针芯可容纳光纤、冲洗通道及激光光纤，可作为 FURS 的替代用于治疗直径 <1.5cm 的结石。

五、腹腔镜下输尿管切开取石术

传统的输尿管结石手术方法为开放式手术，而随着 URSL、PCNL 等内镜手术的发展，腹腔镜和机器人手术也在快速发展，开放式手术逐渐成为配角。Bayar G 等人评估了腹腔镜手术相对于开放手术在治疗输尿管结石方面的优势，尽管清石率相当，但腹腔镜手术的创伤更小，患者疼痛感觉更轻且住院时间更短，恢复时间更快。AUA 指南认为，在治疗复杂鹿角形结石方面，大多数患者应该选择 PCNL 手术而非开放手术，开放手术仅适用于少数患者，如结石特别巨大、集合系统结构复杂、病理性肥胖或严重肾功能不全的患者。但这项指南发布于 2005 年，早于机器人手术及腹腔镜手术广泛运用的时间。近年来出现的机器人手术与传统的腹腔镜手术相比，在操作性上能更好地模拟开放手术的手术方式，兼具了开放式手术与腹腔镜手术的优势，在面对复杂结石，腹腔镜及机器人手术可能成为新的可选择的治疗方案。但由于内镜手术具有更加简单、快速、高效的治疗优势，腹腔镜手术及机器人手术在治疗输尿管结石方面的运用并不广泛。

Basiri A 等人进行了一项针对 PCNL、半硬性输尿管镜和腹腔镜治疗直径 >1.5cm 的输尿管结石的随机对照研究，结果显示腹腔镜手术清石率最高，PCNL 次之，输尿管镜最低，但是输尿管镜手术的手术时间最短且并发症发生率最低。Kumar A 等人也认为，腹腔镜手术的清石率较输尿管镜手术更高。Dogra 等人报道了 16 例机器人手术治疗直径 >2cm 的远端输尿管结石的病例，患者经治疗后预后良好，平均手术时间为 45min，其中手术操作 20min，手术清石率为 100%，术中失血量 10mL，平均住院 2d，腹腔引流管在 1d 后拔出，输尿管支架 4 周后取出，未发生漏尿及输尿管狭窄等并发症。但该研究纳入的病例较少，且纳入的患者平均年龄为 27 岁，因此该手术是否能广泛运用于输尿管结石的治疗还有待研究。

　　随着手术方式和技术经验的提升,将腹腔镜和机器人手术运用到输尿管结石的治疗指日可待。但另一方面,运用这类技术也存在一定的局限性:一是可能导致治疗成本增加;二是关于结石的定位问题,腹腔镜相对于内镜而言定位难度更高;三是大多数腹腔镜取石术涉及肾动脉钳夹,短时间肾脏缺血是否会造成肾功能不全,还有待观察研究。综上所述,腹腔镜和机器人手术的方式可作为特别复杂结石病例的二线治疗方式。

（董云则　高宇宸）

参 考 文 献

[1] DE CONINCK V,ANTONELLI J,CHEW B,et al. Medical expulsive therapy for urinary stones:future trends and knowledge gaps[J]. Eur Urol,2019,76(5):658-666.

[2] PICKARD R,STARR K,MACLENNAN G,et al. Use of drug therapy in the management of symptomatic ureteric stones in hospitalised adults:a multicentre,placebo-controlled,randomised controlled trial and cost-effectiveness analysis of a calcium channel blocker(nifedipine) and an alpha-blocker(tamsulosin)(the SUSPEND trial)[J]. Health Technol Assess,2015,19(vii-viii):1-171.

[3] FURYK J S,CHU K,BANKS C,et al. Distal ureteric stones and tamsulosin:a double-blind,placebo-controlled,randomized,multicenter trial[J]. Ann Emerg Med,2016,67(1):86-95,e2.

[4] MELTZER A C,BURROWS P K,WOLFSON A B,et al. Effect of tamsulosin onpassage of symptomatic ureteral stones:a randomized clinical trial[J]. JAMA Intern Med,2018,178(8):1051-1057.

[5] PORTIS A J,PORTIS J L,BOROFSKY M S,et al. Beyond medical expulsive therapy:evolution to supported stone passage for ureteric stones[J]. BJU Int,2019,123(4):661-668.

[6] YE Z,ZENG G,YANG H,et al. Efficacy and safety of tamsulosin in medical expulsive therapy for distal ureteral stones with renal colic:a multicenter,randomized,double-blind,placebo-controlled trial[J]. Eur Urol,2018,73(3):385-391.

[7] SUR R L,SHORE N,L'ESPERANCE J,et al. Silodosin to facilitate passage of ureteral stones:a multi-institutional,randomized,double-blinded,placebo-controlled trial[J]. Eur Urol,2015,67(5):959-964.

[8] CAMPSCHROER T,ZHU X,VERNOOIJ R W M,et al. Alpha-blockers as medical expulsive therapy for ureteric stones:a Cochrane systematic review[J]. BJU Int,2018,122(6):932-945.

[9] CAMPSCHROER M T,ZHU X,VERNOOIJ R,et al. What is the role of alpha-blockers for medical expulsive therapy? Results from a meta-analysis of 60 randomized trials and over 9500 patients[J]. Urology,2018,1(19):5-16.

[10] RAISON N,AHMED K,BRUNCKHORST O,et al. Alpha blockers in the management of ureteric lithiasis:a meta-analysis[J]. Int J Clin Pract,2017,71(1):e12917.

[11] SRIDHARAN K,SIVARAMAKRISHNAN G. Efficacy and safety of alpha blockers in medical expulsive therapy for ureteral stones:a mixed treatment network meta-analysis and trial sequential analysis of randomized controlled clinical trials[J]. Expert Rev Clin Pharmacol,2018,1(1):291-307.

[12] WANG H,MAN L B,HUANG G L,et al. Comparative efficacy of tamsulosin versus nifedipine for distal ureteral calculi[J]. Drug Des Dev Ther,2016,10:1257-1265.

［13］MONTES CARDONA C E,GARCÍA-PERDOMO H A. Efficacy of phosphodiesterase type 5 inhibitors for the treatment of distal ureteral calculi:a systematic review and meta-analysis［J］. Investig Clin Urol,2017,58（2）:82-89.

［14］PALMISANO F,SPINELLI M G,LUZZAGO S,et al. Medical expulsive therapy for symptomatic distal ureter stones:is the combination of bromelain and tamsulosin more effective than tamsulosin alone? Preliminary results of a single-center study［J］. Urol Int,2019,102（2）:145-152.

［15］史晓旭,张育军,张爱民,等. 输尿管结石的中医中药治疗研究进展［J］. 现代中西医结合杂志,2020,29（4）:443-447.

［16］H G TISELIUS. Removal of ureteral stones with extracorporeal shock wave lithotripsy and ureteroscopic procedures. What can we learn from the literature in terms of results and treatment efforts?［J］.Urol Res,2005,33（3）:185-190.

［17］吴阶平. 泌尿外科［M］.济南:山东科学技术出版社,2001.

［18］BAGLEY D H,KUO R L,ZELTSER I S. An update on ureteroscopic instrumentation for the treatment of urolithiasis［J］. Curr Opin Urol,2004,14（2）:99-106.

［19］YENCILEK F,SARICA K,ERTURHAN S,et al. Treatment of ureteral calculi with semirigid ureteroscopy:where should we stop?［J］.Urol Int,2010,84（3）:260-264.

［20］WOLF JS JR. Treatment selection and outcomes:ureteral calculi［J］. Urol Clin North Am,2007,34（3）:421-430.

［21］ASSIMOS D,KRAMBECK A,MILLER N L,et al. Surgical management of stones:AUA/Endourology Society guideline. American Urological Association. 2019. www.auanet.org/guidelines/surgical-management-of-stones.

［22］DRAKE T,GRIVAS N,DABESTANI S,et al. What are the benefits and harms of ureteroscopy compared with shock-wave lithotripsy in the treatment of upper ureteral stones? A systematic review［J］. Eur Urol,2017,72（5）:772-786.

［23］MUGIYA S,ITO T,MARUYAMA S,et al. Endoscopic features of impacted ureteral stones［J］. J Urol,2004,171（1）:89-91.

［24］DESAI M,SUN N,BUCHHOLZ A,et al. Treatment selection for urolithiasis:percutaneous nephrolithomy,ureteroscopy,shock wave lithotripsy,and active monitoring［J］. World J Urol,2017,35（9）:1395-1399.

［25］HYAMS E S,MONGA M S,PEARLE J A,et al. A prospective,multi-institutional study of flexible ureteroscopy for proximal ureteral stones smaller than 2 cm［J］. J Urol,2015,193（1）:165-169.

［26］FERNSTRÖM I,JOHANSSON B,Percutaneous pyelolithomy. A new extraction technique［J］. Scand J Urol Nephrol,1976,10（3）:257-259.

［27］MERETYK S,GOFRIT O N,GAFNI O,et al. Complete staghorn calculi:randomized prospective comparison between extracorporeal shock wave lithotripsy monotherapy and combined with percutaneous nephrolithotomy［J］. J Urol,1997,157（3）:780.

［28］MOORE C L,DANIELS B,SINGH D,et al. Ureteral stones:implementation of a reduced-dose CT protocol in patients in the emergency department with moderate to high likelihood of calculi on the basis of STONE score［J］. Radiology,2016,280（3）:743-751.

［29］WEN C C,NAKADA S Y. Treatment selection outcomes:renal calculi［J］. Urol Clin N Am,2007,34（3）:409-419.

［30］ MISHRA S,SHARMA R,GARG C,et al. Prospective comparative study of miniperc and standard PNL for treatment of 1 to 2 cm size renal stone［ J ］. BJU Int,2011,108（6）:896-899.

［31］ SABNIS R B,GANESAMONI R,DOSHI A,et al. Micro-percutaneousnephrolithotomy（microperc）vs retrograde intrarenal surgery for the management of small renal calculi:a randomized controlled trial［ J ］. BJU Int,2013,112（3）:355-361.

［32］ BAYAR G,TANRIVERDI O,TASKIRAN M,et al. Comparison of laparoscopic and open ureterolithotomy in impacted and very large ureteral stones［ J ］. Urol J,2014,11:1423-1428.

［33］ PREMINGER G M,ASSIMOS D G,LINGEMAN J E,et al. Chapter 1:AUA guideline on management of staghorn calculi:diagnosis and treatment recommendations［ J ］. J Urol,2005,173（6）:1991-2000.

［34］ HUMPHREYS MR. The emerging role of robotics and laparoscopy in stone disease［ J ］. Urol Clin North Am, 2013,40（1）:115-128.

［35］ BASIRI A,SIMFOROOSH N,ZIAEE A,et al. Retrograde,antegrade,and laparoscopic approaches for the management of large,proximal ureteral stones:a randomized clinical trial［ J ］. J Endourol,2008,22（12）: 2677-2680.

［36］ KUMAR A,VASUDEVA P,NANDA B,et al. A prospective randomized comparison between laparoscopic ureterolithotomy and semirigid ureteroscopy for upper ureteral stones >2 cm:a single-center experience［ J ］. J Endourol,2015,29（11）:1248-1252.

［37］ DOGRA P N,REGMI S K,SINGH P,et al. Lower ureteral stones revisited:expanding the horizons of robotics ［ J ］. Urology,2013,82（1）:95-99.

［38］ HOMPSON R H,LANE B R,LOHSE C M,et al. Every minute counts when the renal hilum is clamped during partial nephrectomy［ J ］. Eur Urol,2010,58（3）:340-345.

第十一章　膀胱与尿道结石

膀胱结石与尿道结石,临床上可统称为下尿路结石。但由于部位不同,膀胱结石和尿道结石的病因、临床表现及治疗等方面又有所不同。

一、膀　胱　结　石

膀胱结石可分为原发性膀胱结石和继发性膀胱结石。原发性膀胱结石是指在膀胱内形成的结石,多发生于营养不良的儿童。目前我国国民生活水平显著提高,儿童膀胱结石已较为少见。继发性膀胱结石是指来源于上尿路(上尿路结石滑落等)或继发于下尿路病变(尿路梗阻、尿路感染、膀胱异物或神经源性膀胱等因素)的膀胱结石。膀胱结石多发于老年男性,多数伴有前列腺增生症或尿道狭窄等疾病;也可见于营养不良的儿童,女性少见。

(一)病因

原发性膀胱结石多由于营养不良所致。碳水为主、缺乏蛋白质的饮食可导致低磷尿、尿pH偏低,同时尿中草酸和尿酸含量增加、枸橼酸及磷酸盐含量降低,导致盐沉淀,诱发膀胱结石。营养不良可导致营养不良性酸中毒,降低尿pH;同时,营养不良可致膀胱黏膜上皮组织易角化脱落,脱落的上皮组织会成为盐沉淀、结晶的核心,诱发膀胱结石。营养不良易并发尿路感染,可加快膀胱结石的形成。

继发性膀胱结石可由下尿路梗阻、感染、膀胱异物、神经源性膀胱、代谢性疾病等病因引起。下尿路梗阻常见原因包括中老年男性前列腺增生、尿道狭窄、膀胱颈部肿瘤等。尿路梗阻常伴有尿路感染,可加快结石的生成。膀胱异物如导管、缝线、虫卵等,可作为核心促进盐沉淀、晶体形成从而诱发膀胱结石。神经源性膀胱是因控制排尿功能的中枢神经系统或周围神经受损引起膀胱尿道功能障碍,可致尿滞留诱发膀胱结石。代谢性疾病如高尿酸血症等,可导致尿液pH降低、尿中尿酸盐含量增加等,诱发膀胱结石。

(二)临床表现

主要症状是疼痛和血尿,可伴有尿路感染。排尿时膀胱结石在膀胱内滚动、摩擦,疼痛较为明显,常伴会阴部疼痛,男性患者常伴阴茎头放射痛。在排尿过程中,结石若滑动堵塞在尿道内口,可引起排尿中断,改变体位使结石移位后可继续排尿。膀胱结石摩擦膀胱黏膜,致黏膜损伤,可导致血尿。同时,膀胱结石反复刺激膀胱黏膜,可引起排尿频繁、尿急等症状,伴尿路感染时症状更为明显。

（三）检查

常用的无创检查为 X 线片及 B 超检查：X 线片多能显示膀胱结石阴影；B 超检查可探及膀胱内结石声影，可发现 X 线透光的阴性结石。较大的膀胱结石可通过直肠指检发现，较为少见。膀胱镜探查可以直观地观察膀胱内结石大小、形状、数量、是否合并其他病变等。尿常规镜检可见红细胞和白细胞，合并尿路感染时，还可发现尿中有脓细胞。

（四）诊断

根据典型症状，结合病因学可做初步诊断。B 超及 X 线片提示膀胱结石，基本可以确诊。膀胱镜检查是诊断膀胱结石最直观可靠的方法，常在确诊后手术中使用。

（五）治疗

微小的膀胱结石可经尿道自行排出。较大结石或伴有尿道梗阻、狭窄不能自行排出者需要治疗。膀胱结石的治疗方法较多，大体分为体外冲击波碎石、膀胱镜手术及开放手术治疗 3 类。膀胱镜手术是在膀胱镜引导下，进入膀胱，找到结石，进行碎石操作（包括激光碎石、大力钳碎石、液电效应碎石、超声碎石、弹道气压碎石等）。开放手术即为耻骨上膀胱切开取石术，为传统的治疗膀胱结石的手术方法，随着医疗技术的发展，现已少用，对于特大结石、较多结石或无碎石设备情况下可行。膀胱结石的治疗应尽量清除结石，同时要纠正结石成因；伴尿路感染的患者，应同时使用抗生素治疗。

二、尿 道 结 石

尿道结石可分为原发性和继发性尿道结石。原发性尿道结石较为少见，常因尿道憩室、尿道狭窄、黏膜损伤、感染及异物等引起。临床上尿道结石多为继发性尿道结石，常因肾、输尿管、膀胱结石排出途中，经尿道并嵌于尿道所致。男性尿道结石患者的结石主要嵌顿于前列腺部的尿道、尿道舟状窝或外尿道口。尿道结石患者多为男性；女性尿道较短，尿道结石发生概率极低，多为尿道憩室结石。

（一）病因

大部分尿道结石是肾、输尿管、膀胱结石向下排经尿道并嵌于尿道所致。也有少数结石原发于尿道憩室、尿道狭窄、黏膜损伤、感染及异物等。

（二）临床表现

主要临床表现为排尿困难、尿潴留和尿道疼痛。尿路结石嵌顿于尿道，不完全梗阻可引起排尿困难、尿线变细或滴沥状，有时出现尿流中断伴尿潴留；完全梗阻者可发生急性尿潴留。尿路结石患者排尿有时疼痛明显，可放射至会阴、阴囊及阴茎头。结石部位有明显疼痛和压痛，若合并感染则局部疼痛加剧。前尿道结石可于阴茎体部触及硬结，尿道外口偶可见露出的部分结石。

女性尿道憩室结石的主要症状为下尿路感染症状（尿频、尿急、尿痛）及性交痛，可伴脓尿及血尿。男性尿道憩室结石除以上症状外,可在阴茎下方出现肿物,触之较硬,可逐渐增大,压痛明显,但可无明显排尿梗阻症状;部分患者可在排尿时触及被尿液扩张的囊状憩室。

(三)检查

前尿道结石常可触及。部分后尿道结石可经直肠指检触及,可使用 X 线片或经直肠超声检查明确结石位置、大小。尿常规镜检可见红细胞和少量白细胞,合并尿路感染时,还可发现尿中有脓细胞。

(四)诊断

男性前尿道结石可沿着尿道触及;后尿道结石经直肠指检可触及。女性尿道结石及憩室结石可经阴道触及。B 超和 X 线检查有助于明确诊断。

(五)治疗

根据尿道结石的位置选择适当的方法。前尿道结石可先行阴茎根部阻滞麻醉,减轻患者痛苦,压迫结石近端尿道阻止结石后退,尿道口注入无菌液体石蜡后向尿道口轻轻推挤,可使用血管钳等工具协助夹碎、钳出结石。前尿路结石易在尿道舟状窝处卡住。对于上述方法无法取出的前尿道结石,可使用输尿管镜(尿道镜)下碎石。后尿道结石一般使用尿道探条将结石推入膀胱,再按膀胱结石处理。尿道结石的处理过程切忌粗暴,尽量不做尿道切开取石,避免损伤尿道,造成患者日后尿道狭窄。

(储传敏 赵军锋 谢天承)

参 考 文 献

[1] HOLMGREN K. Urinary calculi and urinary tract infection. A clinical and microbiological study[J]. Scand J Urol Nephrol Suppl,1986,98:1-71.

[2] ANATOL T,PINTO PEREIRA L,SIMEON D,SAWH L. Risk factors for urinary tract calculi in Trinidad[J]. Trop Med Int Health,2003,8(4):348-353.

[3] CICIONE A,DE NUNZIO C,MANNO S,et al. Bladder stone management:an update[J]. Minerva Urol Nefrol,2018,70(1):53-65.

[4] WESTENBERG A,HARPER M,ZAFIRAKIS H,et al. Bladder and renal stones:management and treatment[J]. Hosp Med,2002,63(1):34-41.

[5] STAV K,DWYER P L. Urinary bladder stones in women[J]. Obstet Gynecol Surv,2012,67(11):715-725.

[6] ESPOSITO C,AUTORINO G,MASIERI L,et al. Minimally invasive management of bladder stones in children [J]. Front Pediatr,2021,8:618756.

[7] PAPATSORIS A G,VARKARAKIS I,DELLIS A,et al. Bladder lithiasis:from open surgery to lithotripsy[J]. Urol Res,2006,34(3):163-167.

[8] KOGA S,ARAKAKI Y,MATSUOKA M,et al. Urethral calculi[J]. Br J Urol,1990,65(3):288-289.

[9] PAULK S C,KHAN A U,MALEK R S,et al. Urethral calculi[J]. J Urol,1976,116(4):436-439.

［10］SIGDEL G,AGARWAL A,KESHAW B W. A giant urethral calculus［J］. JNMA J Nepal Med Assoc,2014,
52（195）:940-942.

［11］GALI B M,ALI A,IBRAHIM A G,et al. Giant ureteric and staghorn calculi in a young adult Nigerian male:a
case report［J］. West Afr J Med,2010,29（3）:193-195.

［12］XU Q,ZOU Y. Primary vaginal calculus in a woman with urogenital sinus anomaly:a case report［J］. BMC
Urol,2020,20（1）:142.

［13］KIM B,KAWASHIMA A,LEROY A J. Imaging of the male urethra［J］. Semin Ultrasound CT MR,2007,28
（4）:258-273.

第十二章　前列腺、精囊和包皮结石

一、前列腺结石

前列腺结石是指发生于前列腺腺管和腺泡内的结石,在泌尿外科门诊患者和健康体检人群中有一定的检出率,大多见于 50 岁以上的男性。前列腺结石的病因一直存在争议。前列腺增生和前列腺炎患者更常发生前列腺结石,而这两种前列腺良性疾病密切相关,大部分前列腺增生患者存在慢性的前列腺炎症。目前认为,前列腺结石可能是由炎症状态下前列腺分泌物成分的沉淀或淀粉样小体的钙化而形成;也有研究认为生理性衰老、尿液反流等是前列腺结石的成因。前列腺结石的成分主要为磷酸钙,部分病例为碳酸钙或草酸钙。因调查的标准不同,相关研究对前列腺结石发病率的报道差异较大,随年龄的增长发病率有所增加。

(一)临床表现

前列腺结石数量不定,大小形态不一,大多没有症状,有"静石"之称。有症状的前列腺结石主要表现为梗阻、感染和疼痛。

前列腺结石凸向尿道、前列腺结石合并前列腺增生或尿道狭窄时,以排尿困难症状为主。前列腺结石是病原菌持续存在和感染复发的重要原因之一,二者互为因果。前列腺结石合并急性下尿路感染时主要表现为下尿路刺激征,细菌入血者可有发热、寒战等全身症状;前列腺结石合并慢性前列腺炎时,可有较明显的盆底神经痛症状。前列腺结石随尿液排出时可导致会阴部放射痛。部分患者可有尿道分泌物、终末血尿等表现。

(二)诊断和鉴别诊断

1. **直肠指诊**　可以较快诊断,按压结石所在的前列腺腺体时可有捻发感,或可摸到多个小结石。

2. **超声**　经腹或经直肠超声是诊断前列腺结石首选的影像学检查,前列腺结石在声像图中表现为内腺多个散在小光点,合并前列腺增生者可见增生的内腺将结石推移到内、外腺之间排列成弧形。

3. **X 线**　大多数前列腺结石为阳性结石,X 线片上显示为耻骨上的高密度影。

4. **CT**　是诊断前列腺结石的最佳检查,前列腺结石在 CT 下主要有 3 种表现:①前列腺内弥漫致密影;②马蹄形或以尿道为中心的环形影;③孤立结石。

5. **MRI**　对诊断前列腺结石不敏感,必要时可行膀胱尿道造影、尿道探子、尿道镜检查等有创检查。

前列腺结石一般容易诊断,有时需要与尿道结石、前列腺癌、前列腺结核、前列腺炎症的钙化灶等疾病相鉴别。

(三)治疗

无症状的前列腺结石不需要治疗。对于症状明显的前列腺结石,可予解除梗阻、抗感染、镇痛等保守治疗。少数患者保守治疗效果不佳时,可考虑手术切除感染的前列腺组织和结石。

1. **经尿道手术** 经尿道前列腺电切术(transurethral resection of the prostate,TURP)是治疗前列腺增生的金标准,也是治疗前列腺结石合并前列腺增生的首选方法。该术式简单,并发症较少,在术中于外科包膜平面可见大小不等的黄褐色或黑色结石。近年来,逐渐应用于临床的经尿道前列腺汽化术、经尿道前列腺汽化剜切术/剜除术、经尿道前列腺激光手术在疗效上与TURP相近,结合手术适应证,也可用于前列腺结石合并前列腺增生的治疗。经尿道前列腺电灼术因难以清除所有结石且复发率较高,现已不常用。

2. **开放手术** 经会阴或耻骨后切口行前列腺切开取石术适用于较大的单发前列腺结石,但术后复发率高。耻骨上前列腺结石摘除术适用于较大的多发前列腺结石合并前列腺增生者。经会阴部全前列腺连同结石切除术适用于深部的多发前列腺结石,该术式创伤大,易导致尿失禁、性功能障碍等并发症,应慎重选择。

3. **腹腔镜手术** 腹腔镜前列腺摘除术对前列腺增生的治疗效果在理论上与开放前列腺摘除术相近,并具有住院时间短、出血少、恢复快的优势,但暂无将该术式用于前列腺结石治疗的报道。

二、精囊结石

精囊结石是指发生于精囊内的结石,大多见于40岁以上患有精囊炎的男性。精囊结石病因尚不明确,可能与射精管梗阻、尿液反流、精囊炎、高钙血症等有关。精囊结石作为一种罕见疾病,较难统计其发病率。精囊结石的核心为上皮细胞、黏液样蛋白等,外层主要为磷酸钙、碳酸钙、尿酸钙、磷酸镁铵等。

(一)临床表现

精囊结石多无症状,有症状的精囊结石患者多以血精或射精痛就诊,其他常见症状包括阴茎勃起痛、会阴或睾丸痛、射精量少等,部分患者表现为尿路刺激征、排尿困难、间断性血尿等。同时,精囊结石可致精囊及射精管的感染、阻塞,双侧射精管完全性阻塞时表现为梗阻性无精子症。

(二)诊断

1. **直肠指诊** 精囊结石较大时可于精囊表面触及固定的硬结,有压痛。

2. **经直肠超声** 经直肠超声是诊断精囊结石最常用的无创检查,声像图表现为精囊后壁前方大小不等强光团,较大光团后方伴声影。如伴有慢性精囊炎,声像图可见精囊表面迂曲状变直,壁毛糙增厚,回声增强,精囊内精液透声差,可有细小强光点,彩色多普勒超声示血流分布不均。

3. X线片　是诊断精囊结石的传统方法,精囊结石于X线片上表现为膀胱区中线一侧或两侧斑点状密度增高影。

4. CT和MRI　CT在了解精囊结石的大小、部位、数量等方面有较大优势,精囊结石在CT下表现为精囊斑点状高密度影。MRI具有可三维成像、软组织对比度好等优点,且对某些成分精囊结石的诊断有优势,在伴有顽固性血精的精囊结石患者中可与CT结合应用,精囊结石于T1WI多呈低或等信号,T2WI亦呈低信号,信号均匀。

必要时可行静脉尿路造影、精囊造影等检查。

(三)治疗

无症状的精囊结石不需要治疗。

如精囊结石出现症状或梗阻加重,可予抗感染等对症治疗。对于精囊结石导致精道不完全梗阻、睾丸生精功能正常的未生育者,可于感染早期应用少量泼尼松,以消退炎症、改善精子质量。

病程迁延、反复发作、保守治疗效果差的精囊结石患者可考虑行手术治疗。对于射精管梗阻较重的患者,可行尿道镜下后尿道切开或精阜切除,一定程度上可改善精子质量,但术中要避免损伤尿道和直肠。精囊镜现已逐渐应用于临床,经尿道精囊镜激光/气压弹道碎石术是治疗精囊结石的有效方法,该方法创伤小,发生直肠损伤、逆行射精和尿失禁风险较低。另有研究显示,对于没有生育要求的精囊结石患者,经腹腹腔镜精囊切除术也是一种行之有效的治疗方式。

三、包 皮 结 石

包皮结石是指包皮腔内的结石,多继发于包茎或包皮过长,现已罕见。包皮结石多无明显症状,发生感染时可致包皮龟头炎,长期慢性的刺激可致恶变。

局部检查和触诊可明确诊断,发现后应尽早处理,避免发生并发症。治疗上,一般应行包皮环切和取石。如并发急性感染,则应先做包皮背侧切开术,取出结石、引流并抗感染,感染消退后再行包皮环切术。

(郝宗耀　张经纬)

参 考 文 献

[1]孙颖浩.吴阶平泌尿外科学[M].北京:人民卫生出版社,2019.

[2]张晋,王学民.泌尿系统结石诊疗手册[M].北京:人民军医出版社,2013.

[3]PARK S,NAM J,LEE S,et al. Are prostatic calculi independent predictive factors of lower urinary tract symptoms?[J]. Asian J Androl,2010,12(2):221-226.

[4]KLIMAS R,BENNETT B,GARDNER W A J. Prostatic calculi:a review[J]. Prostate,1985,7(1):91-96.

[5]NICKEL J C,ROEHRBORN C G,O'LEARY M P,et al. The relationship between prostate inflammation and

lower urinary tract symptoms:examination of baseline data from the REDUCE trial[J]. Eur Urol,2008,54(6):
1379-1384.

[6] KIM S H,JUNG K I,KOH J S,et al. Lower urinary tract symptoms in benign prostatic hyperplasia patients:
orchestrated by chronic prostatic inflammation and prostatic calculi?[J]. Urol Int,2013,90(2):144-149.

[7] HWANG E C,CHOI H S,IM C M,et al. Prostate calculi in cancer and BPH in a cohort of Korean men:
presence of calculi did not correlate with cancer risk[J]. Asian J Androl,2010,12(2):215-220.

[8] THOMAS B A,ROBERT J T. Prostatic calculi[J]. J Urol,1927,18(5):470-493.

[9] DELL'ATTI L. Ultrasound detection of prostatic calculi as a parameter to predict the appearance of
hematospermia after a prostate biopsy[J]. Int Braz J Urol,2017,43(6):1136-1143.

[10] TORRES R C,AGUILAR R J,ZULUAGA G A,et al. A crystallographic study of prostatic calculi[J]. J Urol,
1980,124(6):840-843.

[11] GERAMOUTSOS I,GYFTOPOULOS K,PERIMENIS P,et al. Clinical correlation of prostatic lithiasis with
chronic pelvic pain syndromes in young adults[J]. Eur Urol,2004,45(3):333-338.

[12] SUTOR D J,WOOLEY S E. The crystalline composition of prostatic calculi[J]. Br J Urol,1974,46(5):533-
535.

[13] SFANOS K S,WILSON B A,DE MARZO A M,et al. Acute inflammatory proteins constitute the organic
matrix of prostatic corpora amylacea and calculi in men with prostate cancer[J]. Proc Natl Acad Sci U S A,
2009,106(9):3443-3448.

[14] DESSOMBZ A,MERIA P,BAZIN D,et al. Prostatic stones:evidence of a specific chemistry related to
infection and presence of bacterial imprints[J]. PLoS One,2012,7(12):e51691.

[15] CAO J J,HUANG W,WU H S,et al. Prostatic calculi:do they matter?[J]. Sex Med Rev,2018,6(3):482-
491.

[16] SHOSKES D A,LEE C,MURPHY D,et al. Incidence and significance of prostatic stones in men with chronic
prostatitis/chronic pelvic pain syndrome[J]. Urology,2007,70(2):235-238.

[17] 陈敏,王霄英. 中华影像医学 - 泌尿生殖系统卷[M]. 北京:人民卫生出版社,2019.

[18] 叶章群,邓耀良,董诚,等. 泌尿系统结石[M]. 北京:人民卫生出版社,2010.

[19] 郭正辉,许可慰,谢文练. 泌尿系统结石的外科治疗[M]. 北京:科学技术文献出版社,2010.

[20] 邓耀良,叶章群,李虹. 泌尿系统结石临床诊断治疗学[M]. 北京:人民卫生出版社,2009.

[21] 周利群,孙颖浩,郭应禄. 泌尿外科内镜诊断治疗学[M]. 北京:北京大学医学出版社,2016.

[22] ZAIDI S,GANDHI J,SEYAM O,et al. Etiology,diagnosis,and management of seminal vesicle stones[J].
Curr Urol,2019,12(3):113-120.

[23] CORRIERE J N JR. Painful ejaculation due to seminal vesicle calculi[J]. J Urol,1997,157(2):626.

[24] RAZEK A A K A,ELHANBLY S,ELDEAK A. Transrectal ultrasound in patients with hematospermia[J]. J
Ultrasound,2010,13(1):28-33.

[25] LITTRUP P J,LEE F,MCLEARY R D,et al. Transrectal US of the seminal vesicles and ejaculatory ducts:
clinical correlation[J]. Radiology,1988,168(3):625-628.

[26] CUDA S P,BRAND T C,THIBAULT G P,et al. Case report:endoscopic laser lithotripsy of seminal-vesicle
stones[J]. J Endourol,2006,20(11):916-918.

[27] VELLAYAPPAN B A,TIONG H Y,CHUA W J,et al. Seminal vesicle calculus after transurethral resection of

ejaculatory duct[J]. Can J Urol,2007,14(3):3595-3597.

[28] LIU B,LI J,LI P,et al. Transurethral seminal vesiculoscopy in the diagnosis and treatment of intractable seminal vesiculitis[J]. J Int Med Res,2014,42(1):236-242.

[29] WALSH P C,RETIK A B,VAUGHAN E D,et al. Campbell's urology[M].7th ed.Philadelphia:W.B. Saunders Co.,1998.

[30] HEPBURN J S,YOUNT P E. Chemical composition of seminal vesicle calculi[J]. J Franklin Inst,1947,243 (6):487.

[31] OZGÖK Y,KILCILER M,AYDUR E,et al. Endoscopic seminal vesicle stone removal[J]. Urology,2005,65 (3):591.

[32] 张祥生,张士龙,闫天中,等.精囊镜技术在精道结石诊疗中的临床应用[J].临床泌尿外科杂志, 2012,27(11):855-856.

[33] 朱晓博,张祥生,张士龙,等.8.5/11.5F 精囊镜在顽固性血精诊治中的应用[J].中华男科学杂志, 2016,22(3):225-228.

[34] 胡国栋,王秀,王平,等.经尿道精囊镜第4代气压弹道联合超声吸附碎石系统治疗精囊结石[J].中 华腔镜泌尿外科杂志(电子版),2012,6(3):221-224.

[35] YUN S J,KIM T,KWON W,et al. A large stone in the dilated left seminal vesicle:laparoscopic removal and partial seminal vesiculectomy[J]. Korean J Urol,2008,49(7):626.

[36] NAGATA D,SASAKI S,UMEMOTO Y,et al. Preputial calculi[J]. BJU Int,1999,83(9):1076-1077.

[37] BHAT G S. Preputial calculi:a case report and review of literature[J]. Indian J Surg,2017,79(1):70-72.

第十三章　小儿尿路结石

一、小儿尿路结石的病因

小儿尿路结石的总体发病率较低,但近年呈逐年上升的趋势。2016 年美国发布的流行病学调查显示,在过去数十年中,儿童肾结石的总体发病率增加了 5 倍,发病率每年稳步增加 6%~10%,目前青少年肾结石发病率约为 50/10 万,儿童肾结石发病率为 1%~2.7%。

小儿尿路结石成分特征和成人基本一致,以草酸钙成分为主,占比超过 70%,但磷酸钙结石比例较成人更高。小儿尿路结石发病的病理生理过程较为复杂,主要包括尿中溶质超过溶解度,促进因素和保护因素失衡导致结晶析出,上皮异常导致结晶进展至结石。任何一种单一因素无法解释结石形成,其发病原因可总结为遗传因素、自然环境因素、营养因素、代谢因素、感染因素和解剖因素等六大类。

(一)遗传因素

遗传因素是尿路结石发病的基础因素,对小儿尿路结石形成的影响高于成人。各人种均可能罹患尿路结石,但患病率在人种间存在差异,黑种人患病率低于白种人。一项大型多中心回顾性研究发现,1999—2008 年因肾绞痛住院患儿数上升 90%,白种人女童为高危人群,提示小儿尿路结石也存在类似人种差异。不同结石成分遗传特征各异,含钙结石常表现为家族性。部分学者认为,含钙结石是一种多基因的遗传性疾病,而胱氨酸尿症、原发性黄嘌呤尿症、原发性高草酸尿症等已明确为遗传性疾病,可导致尿路结石形成。胱氨酸尿症引起的结石占小儿结石的 5%~10%。

(二)自然环境因素

结石的分布存在地区差异,主要分布于气候干燥和湿热地区,如印度半岛、阿拉伯半岛等。我国尿路结石的分布存在显著的南北差异,南方结石发病率明显高于北方。小儿尿路结石发病率也呈现地区差异,传统上认为土耳其、巴基斯坦以及部分南亚、非洲、南美国家发病率较高。这种地区差异可能是由于高温环境人体汗液蒸发过多,尿液浓缩,尿中钙盐沉积从而形成结石,也可能与上述地区日照时间长,人体维生素 D 形成增多有关。但最新的流行病学调查显示,西方国家小儿尿路结石发病率也逐渐上升,尤其在女童、高加索人、非裔美国人中这一趋势更为显著。

膀胱结石的分布存在显著的地区差异,尽管世界范围内膀胱结石发病率逐渐下降,在富裕的工业化国家已基本消失,但经济社会发展较为落后的国家仍常见小儿膀胱结石。进一步的研究提示,这种差异可能与食物及营养状态紧密相关。

结石的分布还存在季节差异,高热的夏季就诊的尿路结石患者较其他季节显著增多,也反映了自然环境因素在结石形成中的作用。

(三)营养因素

例如,受战争影响,某地儿童缺少乳制品,膀胱结石患病人数增多,而战争结束恢复供应乳制品后,膀胱结石患病人数明显减少。我国落后贫困地区原本膀胱结石发病率高,但生活水平的提高,居民营养状况改善后,膀胱结石发病率显著下降,上尿路结石发病率呈上升趋势。以上变化充分说明,营养因素在尿路结石发病中的作用。目前认为,大量摄入动物蛋白会增加尿钙及尿酸的浓度,降低尿枸橼酸盐含量。尿钙及尿酸分别是钙盐结石及尿酸结石的主要物质基础。而枸橼酸盐更是主要的结石抑制物质,其减少可促进尿路结石的形成。因此,动物蛋白摄入过多促进上尿路结石的形成。儿童正确摄入乳制品能降低膀胱结石的发病率。高盐及高碳水化合物饮食可能有助于小儿尿路结石的形成。盐摄入过多可导致尿中钙和尿酸含量增加及枸橼酸盐含量减少,从而促进尿路结石的形成。而碳水化合物可促进肠道重吸收钙,继而导致尿钙增多。已有动物实验显示蔗糖能导致肾实质钙盐沉着。相关流行病学调查显示,膳食纤维的消费与尿路结石发病成反比,提示膳食纤维可能是尿路结石形成的保护因素。体外实验早已证明锌可通过影响钙盐代谢间接影响结石形成,有研究发现儿童中锌摄入不足与结石发病率增高相关。肥胖尽管在儿童和青少年中较常见,但相关研究并不支持其增加患病风险。其他营养因素包括维生素,钙、镁、枸橼酸盐等盐类。

(四)代谢因素

引起小儿尿路结石最常见的代谢紊乱是高钙尿症,含钙结石患者中约1/3有高钙尿症。高钙尿症患者在结石形成之前即可出现血尿。高钙尿症定义为正常饮食肠道吸收功能正常,24h尿钙排泄 >4mg/kg。原发性甲状旁腺功能亢进、结节病、皮质醇增多症、维生素 D 中毒、制动综合征等疾病,会导致高血钙和高尿钙,而远端肾小管性酸中毒是常见的导致高钙尿症的原因。不少高尿钙患者找不到明显原因,过去统称为特发性高钙尿。其中,儿童特发性高钙尿症是导致小儿尿路结石的常见原因,其病因不明,可分为吸收型和肾漏型,常导致肉眼或镜下血尿,合并血尿是尿路结石形成的前驱表现,约15%的患儿会在3年内发展为肾结石。

其他导致小儿尿路结石的代谢紊乱还包括低枸橼酸尿、高尿酸尿、高草酸尿、高胱氨酸尿等,尿量减少也可以导致结石形成。某些药物可导致结石形成,药物性结石按照形成机制可分为两类:一类是药物或其代谢产物在尿中溶解度低,析出成结晶,主要见于磺胺类、头孢曲松钠,另一类是药物影响了患者钙及草酸盐等的代谢,主要见于呋塞米、托吡酯、维生素 D 等。

(五)感染因素

感染常与结石共同存在,相互促进。感染产生的细菌、细胞和坏死组织可提供结石生长的核心,感染可导致结石形成。感染性结石常见成分为磷酸镁铵和碳酸磷灰石,合并能产生尿素分解酶的微生物感染,变形杆菌是常见的病原微生物,其分解尿素产氨,使的 pH 明显升高。因感染所致的肾结石占儿童肾结石的 30%~40%。

（六）解剖因素

泌尿系梗阻能导致结石形成,正常人体肾脏中产生的微小晶可通过尿液排出,梗阻使得这些微小结晶排出受阻,逐渐进展成结石。小儿泌尿系统的解剖特点:肾小盏及肾盂出口较细、输尿管壁多处黏膜突起管壁肌纤维发育不全,使尿液易淤滞,结晶因而过饱和析出,易形成结石。小儿常见的肾盂输尿管连接部梗阻、输尿管狭窄、重复肾盂输尿管畸形、巨输尿管、多囊肾、海绵肾均可导致结石形成。各种原因的神经源性膀胱、脊髓灰质炎、骨折等长期卧床患者均好发尿路结石。

二、小儿尿路结石的分类

（一）含钙结石

1. 高钙尿 分为原发性和继发性。临床、实验室及影像学检查均未找出原因的高钙尿即为原发性高钙尿,当摄入氯化钠过多时亦会导致尿钙升高。某些疾病,如甲状旁腺功能亢进、甲状腺功能亢进、酸中毒、转移性疾病或肠道维生素 D 吸收过多等,可导致继发性高钙尿。

24h 钙排泄测试是诊断高钙尿症的金标准。如果钙排泄量高于 4mg/(kg·d),则可确诊为高钙尿症。同时需要进一步评估血清碳酸氢根、肌酐、碱性磷酸酶、钙、磷、镁、尿 pH 和甲状旁腺激素。24h 尿液分析应包括钙、磷、钠、镁、尿酸、柠檬酸盐和草酸盐。

2. 高草酸尿症 可能是由于饮食摄入量增加、肠道过度吸收(如短肠综合征)或先天性代谢异常所致。来自饮食的草酸盐仅占人体草酸盐含量的 10%~15%。

正常儿童每天的草酸盐排泄量应少于 50mg(0.57mmol)/1.73m^2,而婴儿的排泄量可达到 50mg(0.57mmol)/1.73m^2。

原发性高草酸尿症患者缺乏肝脏过氧化丙氨酸 - 乙醛酸盐氨基转移酶的,导致草酸产生过多。随着草酸钙在肾脏中的沉积增加,最终可能导致肾衰竭。高草酸尿症可根据实验室检查结果和临床症状进行诊断。明确的诊断需要肝活检以测定酶活性。

3. 低柠檬酸盐尿 柠檬酸盐作为尿结石抑制剂可直接通过与钙结合抑制草酸钙以及磷酸钙,从而抑制结石形成。成人尿液中柠檬酸的排泄量 <320mg/d(1.5mmol/d)被认为是低柠檬酸盐尿症,儿童尿柠檬酸盐排出量高于成人,但须根据身体大小调整此值。

低柠檬酸盐尿症通常与代谢性酸中毒、远端肾小管酸中毒或腹泻综合征有关。高蛋白质和高盐摄入也会导致尿液内柠檬酸盐排出量下降。含钙结石患儿中低柠檬酸盐尿的发生率在 30%~60%。

（二）尿酸结石

尿酸结石占儿童尿结石的 4%~8%。高尿酸尿过多是儿童尿酸结石形成的主要原因。尿酸的产量超过 600mg/d 被认为是高尿酸尿。当 pH<5.8 时,尿酸的溶解度大大降低。随着 pH 上升,尿酸溶解度增加,尿酸结石形成风险降低。

在家族性或特发性高尿酸尿症儿童中,通常血清尿酸水平正常。在其他儿童中,它可能是由于先天性代谢异常、骨髓增生性疾病或其他细胞衰竭原因引起的尿酸过高。高嘌呤和蛋白质摄入也可引起高尿酸尿症。

对于尿酸结石,普通 X 线摄片难以发现,可通过肾脏超声检查和螺旋 CT 诊断。

(三)胱氨酸结石

半胱氨酸尿症是胱氨酸结石形成的原因,该病是一种不完全性常染色体隐性疾病,占儿童所有尿结石的 2%~6%。由于胱氨酸肾小管无法重吸收且在尿液中的溶解度较差,因此,如果尿液排泄过多,则可能形成胱氨酸结石。半胱氨酸溶解度有明显的 pH 依赖性,当 pH<7.0 时,易析出沉淀。如合并其他代谢性疾病,如高钙尿、高尿酸尿等,则可形成混合型结石。胱氨酸结石为 X 线片阴性结石,其质地较硬,体外冲击波碎石术疗效较差。

(四)感染结石(鸟粪石)

与感染相关的结石占儿童尿结石的近 5%。能与感染性结石形成有关的细菌为变形杆菌、克雷伯菌、假单胞菌等,该类型细菌能产生脲酶,脲酶将尿素转化为氨和碳酸氢盐,碱化尿液,并进一步将碳酸氢盐转化为碳酸盐。在碱性环境中,磷酸镁铵和碳酸盐磷灰石的过饱和析出,最终导致结石形成。

三、小儿尿路结石的临床表现

小儿尿路结石症状不典型,临床表现多样,易误诊漏诊,需要仔细询问患儿及其监护人病史及发病特点,及时诊断及治疗。

患儿常因腰腹痛就诊,但部分患儿因无法准确描述疼痛特点,而表现为痛苦面容、哭闹、恶心呕吐、面色苍白、冷汗。肉眼血尿在临床较少见,多数为镜下血尿。对诊断不明的急腹症患儿常规行尿常规检查有助于结石诊断,避免漏诊。

部分病例以全身症状就诊,如长期低热、食欲缺乏、消瘦,提示合并慢性尿路感染。

极少数患儿由于双侧输尿管结石梗阻或先天性孤立肾输尿管结石梗阻而以无尿就诊,需急诊处理解除梗阻。

小儿膀胱结石可表现为尿流中断伴疼痛,可放射至阴茎及会阴部,患儿常表现为哭闹,蹲位排尿,用手牵拉阴茎排尿。结石排入尿道后可致排尿困难甚至尿潴留,部分患儿可于前尿道触及结石。

四、小儿尿路结石的诊断

(一)病史和临床表现

详细的病史采集,包括家族史、既往结石病及其他泌尿系疾病史、饮食及营养情况、发育情况。常见的临床表现包括腹部或腰部疼痛,排尿困难,恶心或呕吐,以及血尿。小儿尿路结石的临床表现具有年龄特征,腰痛及血尿多见于年龄较大的儿童,非特异性症状包括易怒,呕吐在年龄较小的儿童中更常见。肉眼血尿少见,镜下血尿比肉眼血尿更常见,并可能是唯一的诊断线索。有些病例仅表现为尿路感染的症状。

（二）实验室检查

1. 尿常规检查 是所有疑诊尿路结石患者的必要检查,主要的异常指标包括红细胞、白细胞及结晶,60%~95% 的尿路结石患者可见镜下血尿,大约 20% 尿路结石患者可见脓尿,胱氨酸尿症患者尿中可见胱氨酸结晶。

2. 中段尿培养 是诊断尿路结石合并尿路感染的重要检查,同时有助于指导抗感染治疗。

3. 24h 尿液分析 是小儿尿路结石的初始评估,主要包括肌酐、钙、钠、草酸、尿酸、胱氨酸、枸橼酸以及尿量,但标本收集复杂烦琐,限制了检查的准确性。随机点尿样本比率是可选的代谢评估方法,更简便易行。

4. 血液检查 包括血尿素氮、肌酐、电解质、钙、磷、碱性磷酸酶、尿酸、总蛋白、碳酸盐、白蛋白和甲状旁腺激素(如果有高钙血症),是代谢评估的重要组成部分。

（三）影像学检查

1. 超声检查 准确、价廉、无放射性损害,2016 年版 AUA 和 EAU 指南均推荐超声检查作为可疑尿路结石患儿的首选检查。一项研究显示,超声诊断小儿尿路结石敏感性和特异性分别为 76%、100%,低于 CT 检查的 98% 的敏感性。超声检查尤其易漏诊输尿管结石,超声联合 X 线片检查能提高输尿管结石的检出率。Johnson 研究认为,90% 小儿尿路结石不需要行 CT 检查,因此导致漏诊的结石大多无临床意义。但对于急诊就诊的急腹症及血尿患儿,超声检查不能迅速、有效地检出结石及指导治疗,应用价值有限。

2. CT 检查 螺旋 CT 平扫是小儿尿路结石最准确有效的诊断方法,能迅速准确地评估结石大小位置及梗阻情况。文献报道,螺旋 CT 平扫诊断小儿尿路结石的敏感性和特异性均接近 100%。尽管 2018 年版 AUA 指南推荐超声检查是小儿尿路结石的首选检查,临床实践中仍只有 10%~24% 的病例将超声检查作为首选检查,而首选螺旋 CT 平扫的比例高达 63%,尤其对于因急腹症就诊的病例应首选 CT 检查。相较于成人,儿童对放射性损害更为敏感,为减少放射损害,应尽量减少 CT 检查的次数及扫描的范围,低剂量 CT 能减少辐射剂量至低于 3mSv,其敏感度仍高达 96.6%,特异性仍有待进一步研究。对比增强 CT 会增加辐射剂量,通常对比增强是不需要的。

3. X 线检查 X 线 KUB 在小儿尿路结石诊治中应用较少,可用于行观察治疗的肾结石患儿的随访,KUB 联合超声检查能提高超声诊断小儿输尿管结石的敏感度。

（四）代谢评估

小儿尿路结石的形成与代谢异常显著相关,治疗后结石易复发,完整的代谢评估能发现结石形成的代谢异常,对于指导治疗及预防复发非常重要。目前关于小儿尿路结石的代谢评估仍缺少共识,2020 年版 AUA 指南并未有针对小儿的代谢评估推荐,EAU 指南则明确推荐对所有结石患儿进行完整的代谢评估。代谢评估的内容包括患儿和家庭成员的代谢性疾病史及饮食习惯、结石成分分析、血液分析、24h 尿液分析及随机尿液分析。代谢评估有助于发现可能从饮食及药物治疗中获益的结石患儿,从而提供包括饮食和药物治疗在内的综合治疗方案。已有文献报道了结石复发与 24h 尿液分析的关系:Tasian 等的研究发现代谢评估(至少 1 次 24h 尿液分析)患儿结石复发风险降低 60%;Ellison 等研究表明仅根据一次 24h 尿液分析可能错误判断结石复发风险,特别强调了重复检验的重要性。需要注意的是,对于较小的患儿,尿液分析的结果应根据尿肌酐、体表面积、体重进行修正。

五、小儿尿路结石的治疗

小儿尿路结石治疗方案包括病因治疗、药物排石治疗(medical expulsive therapy,MET)、冲击波碎石治疗(shockwave lithotripsy,SWL)、经皮肾镜取石术(PCNL)、输尿管镜(ureteroscope,URS)碎石术、开放和腹腔镜手术。体积较小的小儿尿路结石可能通过输尿管腔自行排出,口服药物能促进结石排出。对于更复杂的尿路结石,需要采取有创治疗方式,在选择具体治疗方式时需考虑到治疗对小儿肾脏发育及功能的影响,减少放射损害,减少再次治疗概率。小儿尿路结石极易复发,任何结石残留都可能导致结石复发,并可能导致二期手术,无结石残留对避免复发至关重要。SWL 可能增加患儿远期高血压、糖尿病的发病风险,腔内治疗可能导致输尿管狭窄或膀胱输尿管反流,这些潜在风险必须考虑。由于缺乏前瞻性随机对照试验,具体选择何种治疗方式缺少共识。外科医生需要根据患儿的年龄,泌尿系解剖情况,结石位置、大小、成分,制订个体化治疗方案。

(一)病因治疗

1. 含钙结石

(1)高钙尿:饮食调整是极为重要的组成部分,基础治疗为增加液体摄入量和尿量。患者饮食应由专业营养师评估,包括钙、动物蛋白和钠的每天摄入量。不推荐将钙摄入量限制在儿童每天需求以下,低钙摄入亦是形成结石的危险因素。

氢氯噻嗪和其他噻嗪类利尿剂可用于治疗特发性高钙尿症,尤其是肾钙漏的患者,起始剂量为 0.5~1mg/(kg·d)。长期使用噻嗪类利尿剂的情况下,降钙作用可能会在 3 个月后下降,并可能导致低血钾、低柠檬酸、高尿酸血症和低镁血症。因此,应定期检测血清相关指标变化。

(2)高草酸尿:大多数儿童患有特发性高草酸尿症。在这些情况下,尿中草酸根的含量仅轻度升高。高草酸尿症的治疗包括促进高尿流、限制草酸饮食和定量摄入钙。吡哆醇可有效降低尿液草酸水平,尤其是在原发性高草酸尿症中。柠檬酸盐也可抑制尿液中草酸的活性。

(3)低柠檬酸盐尿:恢复正常尿柠檬酸盐水平可有效减少结石形成。目前有关儿童的低柠檬酸盐尿症的研究很少,但治疗多以恢复尿柠檬酸盐水平为主。口服柠檬酸钾治疗,起始剂量为 1mEq/kg,分两次服用。在高钾血症和慢性肾衰竭的情况下,应谨慎使用柠檬酸钾。

2. 尿酸结石
碱化尿液是治疗和预防尿酸结石的主要手段。口服柠檬酸盐制剂使尿液 pH 保持在 6~6.5,足以防止尿酸结石。该治疗失败或骨髓增生性疾病患者,可以使用别嘌呤醇(10mg/kg)控制尿酸,但对于慢性肾衰竭患者应谨慎使用。

3. 胱氨酸结石
治疗旨在降低尿液中的胱氨酸饱和度并增加其溶解度。基本治疗包括保持高尿量和使用碱化剂(例如柠檬酸钾)将尿液 pH 保持在 7.0 以上(7.5 以上更好)。如果该治疗失败,则使用甲巯基丙酰基甘氨酸或 D-青霉胺增加胱氨酸的溶解度并降低尿液中胱氨酸的水平,以防止结石形成。

4. **感染结石** 治疗感染性结石,除针对性应用敏感抗生素外,应同时处理结石,因为结石会导致抗生素治疗无效。检查以明确导致梗阻或感染的先天因素。

(二)药物排石治疗

小儿输尿管较成人细,结石自行排出概率低于成人,通常直径 <3mm 的结石能自行排出,不需要外科治疗。2019 版 EAU 指南推荐直径 <4~5mm 的无症状小儿尿路结石可观察等待,关于观察等待的时间尚缺乏共识。药物排石治疗在成人尿路结石中研究较多,这些药物包括 α 阻滞剂、钙通道阻滞剂、类固醇等。已有 RCT 试验证明,α 受体阻滞剂及钙通道阻滞剂增加成人结石的排出机会,前者同时减少排石时间。成人药物排石治疗的最佳适应证为输尿管远段直径 >5mm 结石。而小儿尿路结石的药物排石治疗研究较少:对 3 项 RCT 和 2 项回顾性研究的 Meta 分析表明,药物排石治疗(MET)能促进输尿管结石排出而不增加不良反应。在儿童,药物排石治疗主要是应用 α 受体阻滞剂坦索罗辛。有研究表明,多沙唑嗪相对于安慰剂对小儿远段输尿管结石排出无明显帮助。目前尚无钙通道阻滞剂促进小儿排石的随机对照试验。中药排石可能有效,但缺乏循证医学依据。

(三)冲击波碎石治疗

冲击波碎石治疗于 1986 年首次在小儿尿路结石中成功应用,SWL 一直是小儿尿路结石的一线治疗方案,已经有较多的文献评估了其有效性、安全性及并发症。

在小儿,直径 <15mm 非复杂肾和输尿管上段结石可选择 SWL 治疗。作为小儿上尿路结石的初始治疗,SWL 有效率为 68%~84%。清石率受很多因素影响,主要包括结石大小、位置、CT 值、性别、年龄及有无治疗史。文献报道,直径 <1cm、1~2cm、>2cm 结石的清石率分别为 90%、80%、60%,而总体清石率为 80%,结石越小清石率越高。肾盂和输尿管上段结石清石率较高,而肾盏尤其是肾下盏结石清石率较低,对下段输尿管结石是否行 SWL 治疗仍有争议。CT 值 <600HU 的结石碎石效果更佳。另外,男性、年龄较小、无特殊治疗史患儿清石率更高,而较大的漏斗长度、漏斗肾盂角(infundibulum pelvis angle,IPA)<45° 的患儿失败率更高,需要再次治疗。

SWL 的并发症通常较轻,大部分呈一过性,主要有血尿、瘀斑、肾绞痛、一过性肾积水、梗阻、石街形成、尿路感染,偶见肾脏血肿及咯血。

患儿活动会导致结石位移,需要反复定位,较小的患儿通常需要在全麻行 SWL。如果使用最新的碎石机,其作用范围减小,较大患儿可仅在静脉镇静下实施治疗。肠道准备可能引起脱水及电解质紊乱,临床并不常用。碎石参数(次数及电压)因机器而异,共识是 3 000 次左右(较小的患儿少于 2 000 次),低电压(17~22kV)。

SWL 治疗前是否预留双 J 管仍有争议。一般认为,孤立肾结石、鹿角形肾结石、较大输尿管结石,结石合并泌尿系统解剖异常可预留双 J 管,利于结石排出,避免输尿管石街形成。

治疗前中段尿培养阴性患儿,不常规应用抗生素,培养阳性患儿需根据药敏结果选用敏感抗生素,并复查中段尿培养转阴后治疗。

既往泌尿系重建手术史及合并泌尿系统畸形的患儿 SWL 清石率低,首选其他手术方式。

尽管应用广泛,美国食品药品监督管理局(Food and Drug Administration,FDA)仍然没有批准 SWL 用于治疗小儿尿路结石。

（四）经皮肾镜取石术

SWL 无法处理的巨大、复杂的小儿尿路结石,可选择 PCNL 治疗。早期 PCNL 使用成人尺寸器械手术,往往担心严重的肾脏损伤和出血,然而研究结果显示 PCNL 术清石高效安全,甚至使用 30Fr 通道仍无严重并发症,术后肾脏功能保留较好。随着小口径的器械的研发和应用,PCNL 术可操作性更强,围手术期出血更少,住院时间更短。相较开放手术,PCNL 术后瘢痕较轻、便于实施二次手术。对于易复发的高负荷量小儿尿路结石,PCNL 已经替代开放手术作为首选治疗方式。

一般认为,儿童肾结石 PCNL 的适应证有直径 >1.5cm 的上尿路结石、直径 >1cm 的肾下极结石、合并影响排石的解剖异常、明确结石成分为胱氨酸结石或鸟粪石。欧洲泌尿外科学会(EAU)指南推荐,PCNL 是治疗儿童铸型肾结石、直径 >2cm 肾结石以及直径 >1cm 肾下盏结石的首选治疗方法。

大部分病例 PCNL 单一治疗即可,另外一些病例需要联合 SWL 或 URS 治疗(三明治疗法)。PCNL 安全高效,文献报道单一治疗无石率在 86.9%~98.5%,联合二期 PCNL、SWL、URS 治疗无石率更高。即便对于完全鹿角形结石,一期清石率也高达 89%。

PCNL 常见并发症主要有出血、感染、漏尿,其他并发症还有气胸、血胸、尿胸、肾旁脏器损伤。出血主要与结石负荷量、手术时间、通道大小及数量相关,输血率低于 10%,常见通道有 miniperc(13F 或 14F)、ultraminiPCNL(UMP,12F)、micro-perc(4.8F)。文献报道,对于直径 10~20mm 肾结石,micro-PNL 相较于 miniPCNL,出血风险更低,而清石率相似。PCNL 术后感染率低于 15%,术前需常规送检中段尿培养,根据药物培养结果应用敏感抗生素,并复查中段尿培养,即使中段尿培养阴性,术前仍需应用广谱抗生素 3~5d。术中需减少灌注时间及灌注压力、应用加热的灌注液,以避免术后低体温及低钠血症。

（五）输尿管镜碎石术

肾绞痛保守治疗无效、恶心呕吐厌食持续超过 24h 等情况需积极腔内手术干预,孤立肾结石需积极早期干预。2017 年版 AUA 指南推荐直径 <2cm 输尿管上段及肾结石首选输尿管软镜碎石。输尿管下段结石推荐行输尿管硬镜气压弹道或钬激光碎石。

小儿输尿管腔细小,输尿管镜和输尿管鞘不易通过,增加了腔内治疗的难度。类似于成人,小儿输尿管镜碎石术前可行输尿管口球囊主动扩张,或提前 1~2 周预置内支架管被动扩张,一般留置 3.7Fr 双 J 管,较大患儿可留置 5Fr 或 6Fr 双 J 管。输尿管扩张可能导致输尿管缺血、穿孔、狭窄及膀胱输尿管反流,是否在输尿管镜碎石术前扩张输尿管仍有争议,可在特定的病例实施。

小管径的输尿管镜便于进镜,但同时工作通道相应缩小,影响碎石器械的通过,目前常用的碎石能量包括超声、气压弹道和钬激光,4.5/6Fr 半硬性输尿管镜仅能通过钬激光光纤。小儿输尿管软镜手术通常放置 10/12Fr 输尿管鞘,鞘长 25~35cm,较大患儿可长至 35~45cm,术中尽可能用网篮取尽较大结石碎片。术后是否留置双 J 管,取决于碎石时间、内镜进镜次数、结石残存情况及输尿管水肿损伤程度,直视下退镜退鞘可了解术后输尿管情况。术前留置双 J 管及术后拔除双 J 管增加了全身麻醉的次数,一碎石周期可能需要 2~3 次全麻。一项多中心研究显示,小儿输尿管结石半硬性输尿管镜碎石的清石率高达90%,并发症发生率为54%,多因素分析提示手术时间是唯一影响因素。手术并发症有输尿管黏膜撕裂、穿孔、假道、部分或完全撕脱,与结石复杂程度、手术时间以及术者经验均相关。

(六)开放和腹腔镜手术

SWL和腔内手术能处理大部分小儿尿路结石,开放手术逐渐减少。在一些特殊情况,如巨大结石、结石合并需要手术治疗的泌尿系畸形、合并骨关节畸形致体位受限,腔内手术实施困难、疗效较差,可施行开放手术,包括肾盂切开取石术、肾实质切开取石术、肾部分切除术、输尿管切开取石术、膀胱切开取石术等。腹腔镜手术可替代上述开放手术,但由于小儿泌尿系管腔较细,对放置双J管及缝合技术要求高,仅有少数医学中心开展。机器人辅助腹腔镜技术缝合重建更灵活,临床亦见开展。腹腔镜手术可经腹腔或腹膜后入路。目前关于小儿结石腹腔镜手术的文献报道较少,其有效性及安全性仍需进一步研究评估。初步研究显示,单次手术清石率高达96%,不易出现严重的感染和出血。

小儿尿路结石治疗方法多样,尤其是近年来,冲击波碎石治疗、经皮肾镜取石术、输尿管镜碎石术均在临床广泛开展,积累了越来越多的经验。但由于缺乏前瞻性随机对照试验,治疗方法选择仍有争议。小儿尿路结石残留和不良临床结果相关,应争取达到无结石残留,医生的经验至关重要,最佳的治疗方案是医生结合年龄、解剖、结石位置、负荷量、成分等信息做出的个体化决策。随着更多随机对照临床试验的开展及医生经验的积累,小儿尿路结石的治疗将有更显著的进展。

(卓　栋　柯炳虎　张振兴)

参 考 文 献

[1] KAIRAM N, ALLEGRA J R, ESKIN B. Rise in emergency department visits of pediatric patients for renal colic from 1999 to 2008 [J]. Pediatr Emerg Care, 2013, 29(4): 462-464.

[2] 孙颖浩. 吴阶平泌尿外科学[M]. 北京: 人民卫生出版社, 2019.

[3] SAS D J, HULSEY T C, SHATAT I F, et al. Increasing incidence of kidney stones in children evaluated in the emergency department[J]. J Pediatr, 2010, 157(1): 132-137.

[4] RADMAYR C, BOGAERT G, DOGAN H S, et al. EAU guidelines on paediatric urology[J]. Eur Urol, 2019, 40(5): 589-599.

[5] HOPPE B, JAHNEN A, BACH D, et al. Urinary calcium oxalate saturation in healthy infants and children[J]. J Urol, 1997, 158(2): 557-559.

[6] NEUHAUS T J, BELZER T, BLAU N, et al. Urinary oxalate excretion in urolithiasis and nephrocalcinosis[J]. Arch Dis Child, 2000, 82(4): 322-326.

[7] TURUDIC D, BATINIC D, GOLUBIC A T, et al. Calcium oxalate urolithiasis in children: urinary promoters/inhibitors and role of their ratios[J]. Eur J Pediatr, 2016, 175(12): 1959-1965.

[8] DEFOOR W, ASPLIN J, JACKSON E, et al. Results of a prospective trial to compare normal urine supersaturation in children and adults[J]. J Urol, 2005, 174(4 Pt 2): 1708-1710.

［9］KOVACEVIC L,WOLFE-CHRISTENSEN C,EDWARDS L,et al. From hypercalciuria to hypocitraturia-a shifting trend in pediatric urolithiasis?［J］. J Urol,2012,188（4 Suppl）:1623-1627.

［10］TEKIN A,TEKGUL S,ATSU N,et al. A study of the etiology of idiopathic calcium urolithiasis in children:hypocitruria is the most important risk factor［J］. J Urol,2000,164（1）:162-165.

［11］CELIKSOY M H,YILMAZ A,AYDOGAN G,et al. Metabolic disorders in Turkish children with urolithiasis［J］. Urology,2015,85（4）:909-913.

［12］BARTOSH S M. Medical management of pediatric stone disease［J］. Urol Clin North Am,2004,31（3）:575-587.

［13］HERNANDEZ J D,ELLISON J S,LENDVAY T S. Current trends,evaluation,and management of pediatric nephrolithiasis［J］. JAMA Pediatr,2015,169（10）:964-970.

［14］JOHNSON E K,FAERBER G J,ROBERTS W W,et al. Are stone protocol computed tomography scans mandatory for children with suspected urinary calculi?［J］. Urology,2011,78（3）:662-666.

［15］BOWEN D K,TASIAN G E. Pediatric stone disease［J］. Urol Clin North Am,2018,45（4）:539-550.

［16］COLLERAN G C,CALLAHAN M J,PALTIEL H J,et al. Imaging in the diagnosis of pediatric urolithiasis［J］. Pediatr Radiol,2017,47（1）:5-16.

［17］TASIAN G E,KABARRITI A E,KALMUS A,et al. Kidney stone recurrence among children and adolescents［J］. J Urol,2017,197（1）:246-252.

［18］ELLISON J S,HOLLINGSWORTH J M,LANGMAN C B,et al. Analyte variations in consecutive 24-hour urine collections in children［J］. J Pediatr Urol,2017,13（6）:631-632.

［19］BORGHI L,SCHIANCHI T,MESCHI T,et al. Comparison of two diets for the prevention of recurrent stones in idiopathic hypercalciuria［J］. N Engl J Med,2002,346（2）:77-84.

［20］CHOI J N,LEE J S,SHIN J I. Low-dose thiazide diuretics in children with idiopathic renal hypercalciuria［J］. Acta Paediatr,2011,100（8）:e71-e74.

［21］NASERI M,SADEGHI R. Role of high-dose hydrochlorothiazide in idiopathic hypercalciuric urolithiasis of childhood［J］. Iran J Kidney Dis,2011,5（3）:162-168.

［22］PREMINGER G M,PAK C Y. Eventual attenuation of hypocalciuric response to hydrochlorothiazide in absorptive hypercalciuria［J］. J Urol,1987,137（6）:1104-1109.

［23］MORGENSTERN B Z,MILLINER D S,MURPHY M E,et al. Urinary oxalate and glycolate excretion patterns in the first year of life:a longitudinal study［J］. J Pediatr,1993,123（2）:248-251.

［24］VELAZQUEZ N,ZAPATA D,WANG H H,et al. Medical expulsive therapy for pediatric urolithiasis:Systematic review and meta-analysis［J］. J Pediatr Urol,2015,11（6）:321-327.

［25］KARATAG T,TEPELER A,SILAY M S,et al. A comparison of 2 percutaneous nephrolithotomy techniques for the treatment of pediatric kidney stones of sizes 10-20 mm:microperc vs miniperc［J］. Urology,2015,85（5）:1015-1018.

［26］DOGAN H S,ONAL B,SATAR N,et al. Factors affecting complication rates of ureteroscopic lithotripsy in children:results of multi-institutional retrospective analysis by pediatric stone disease study group of turkish pediatric urology society［J］. J Urol,2011,186（3）:1035-1040.

［27］SULTAN S,ABA U S,AHMED B,et al. Update on surgical management of pediatric urolithiasis［J］. Front Pediatr,2019,7:252.

第十四章　妊娠合并尿路结石

一、妊娠合并肾结石的诊断与治疗

妊娠合并肾结石是一个重要的健康问题,可能会影响母亲和胎儿的健康。人群中的发病率为 1/(200~2 000),也是孕妇泌尿系统相关腹痛的最常见原因。肾结石可能与输尿管梗阻、上尿路感染、尿脓毒症、肾周脓肿有关,需要立即住院和干预。此外,这种情况可能会引发早产或干扰正常分娩的进程,从而对胎儿的健康构成重大风险。妊娠期肾结石表现可能类似于其他急性疾病,如阑尾炎、憩室炎或胎盘早剥,从而延迟诊断。由于使用麻醉、放射、药物和手术对母亲和胎儿的不利影响,限制了常用的诊断和治疗方法,这种疾病的诊治是产科医生、影像科医生和泌尿科医生共同的难题。

(一)妊娠期肾结石的形成机制

妊娠期间泌尿道的生理变化可能增加发生肾结石的风险。90% 的孕妇从妊娠 6~11 周开始发生妊娠肾盂积水,并在分娩后 4~6 周消失。妊娠期间肾小球滤过率(glomerular filtration rate,GFR)和肾血浆流量(renal plasma flow,RPF)均增加 20%~25%。这些变化是由于心输出量增加,全身血管阻力降低,循环利钠激素如孕酮、醛固酮等水平增加,以及渗透活性代谢产物如葡萄糖、氨基酸等的排泄增加。妊娠子宫对输尿管的机械压迫也是导致输尿管积水的原因之一。右输尿管表现出较大程度的扩张,可能是由于子宫静脉充盈和扩大后的子宫右旋所致。生理扩张导致尿液淤积,促进结晶。此外,升高的肾盂压力增加了结石移位和随之而来的症状的可能性。血流动力学的改变最终导致钙、钠和尿酸过滤负荷增加。尿钙排泄增加的其他原因包括吸收性高钙尿和继发于胎盘 1,25- 二羟基胆钙化醇合成的血清草酸过饱和度。妊娠期肾结石的构成成分有 74% 为磷酸钙,26% 为草酸钙,这一现象与非妊娠期肾结石的组成截然相反。上述钙稳态的变化可以解释孕妇中磷酸钙结石发生率的增加。相反,肾结石的某些中和因子在妊娠期也相应升高。肾结石抑制剂如柠檬酸、镁和糖蛋白的排泄增加也会被过滤到尿中。再加上 GFR 和 RPF 增加导致的利尿,抵消了代谢的变化。由于在妊娠状态增加内在嘌呤的利用,进而导致碱性尿,同柠檬酸尿共同中和尿酸结石的发展。循环血容量增加可以抵消钙相对过饱和度的影响。总体来说,在孕妇和非孕妇中观察到尿石症的发生率相似。

(二)妊娠合并肾结石的诊断

计算机断层扫描(CT)因为有电离辐射致畸风险,在女性妊娠期间应避免使用,所以肾脏超声是第一线的诊断方式。超声敏感度差,研究表明仅可在妊娠期间 60% 的时间内识别结石。经阴道超声有助于评估远端输尿管并区分梗阻和妊娠生理性肾积水,后者可发生在高达 90% 的患者中。当结果不明确时,非对比磁共振尿路造影(non-contrast magnetic resonance urography,NMRU)是安全、有效的,它将结石可视化为充盈缺损,与CT准确性接近,现在可在妊娠期间视为二线方案。与磁共振成像(80%)和超声(77%)相比,低剂量 CT 对妊娠期肾结石的检测具有更高的阳性预测值(95.8%)。低剂量 CT 提供了更高的诊断准确性,避免了基于假阳性的侵入性手术以及由此可能发生的并发症。虽然低剂量 CT 方案减少了辐射暴露,但目前建议孕妇谨慎地使用,作为最后的选择。由于计算机断层扫描和超声检查技术的进步,肾、输尿管和膀胱(KUB)X 线片和静脉尿路造影到目前为止较少使用,然而,当超声无法明确诊断时,它们可能在诊断妊娠期肾结石中起辅助作用。

(三)妊娠合并肾结石的处理措施

肾结石本身对妊娠并无不良影响,但伴有肾绞痛、感染等并发症时,可能导致流产、早产、胎膜早破、轻度子痫前期、高血压、妊娠糖尿病等产科并发症。因此,在妊娠期,采取何种治疗肾结石的方法,产科及泌尿外科医生应慎重,应当根据结石的大小、梗阻的部位、是否存在着感染、有无肾实质损害以及临床症状来确定治疗方法。治疗的主要目的在于缓解疼痛、解除梗阻、控制感染、维持肾脏功能及避免不良妊娠事件。

1. **期待疗法**　为了减少并发症,主要的方法应该是保守治疗。Skolarikos 等人进行的一项研究中,使患者有资格接受保守治疗的条件如下:单一结石、直径 <1cm、无感染;有效的疼痛处理和保守的口服摄入。大多数肾结石孕妇可以接受保守治疗。据报道,在非妊娠患者中,结石直径 <5mm 者自发排出率为 68%,结石直径 >5mm 者自发排出率为 47%,而在妊娠期间,总的结石排出率为 70%~80%,一些妇女在分娩后自发通过率为 50%。患结石的孕妇可能需要 3 种药物:止痛药、抗生素和麻醉药物。在一般人群中用于治疗肾绞痛的大多数镇痛药在妊娠期间禁用。非甾体抗炎药(nonsteroidal antiinflammatory drugs,NSAIDs)与子宫内动脉导管过早闭合、羊水过少、早期自然流产和心脏畸形有关,应在妊娠期间避免使用。建议将阿片类药物作为妊娠期间的首选。小剂量硫酸吗啡和哌替啶对胎儿没有不良影响,但长期使用可导致胎儿麻醉成瘾、宫内生长迟缓(intrauterine growth retardation,IUGR)和早产。

大约 50% 患有结石的孕妇会发生尿路感染,需要抗生素治疗,一线方案包括青霉素和头孢菌素,因为它们与任何不良反应或胎儿发病率无关。氨基糖苷类、四环素、氯霉素、氟喹诺酮类和磺胺类药物在妊娠期间禁用,因为它们对胎儿有不良影响。2020 年版 AUA 指南推荐,妊娠期间使用 α 受体阻滞剂作为排出疗法用药,但也有报道称效果存疑。

2. **创伤性治疗**　与普通人群相似,一些妊娠合并肾结石患者不适合进行排石治疗或出现保守治疗失败。对于疼痛无法控制、持续呕吐、发热、产科并发症、单发肾、双侧结石、结石负担较重及临床症状恶化的患者,建议积极手术治疗。由于妊娠期间的心肺变化使孕妇的处理更加复杂。如果需要进行手术,经验丰富的麻醉科医生、新生儿科医生、放射科医生、泌尿科医生和产科医生都应参与。

输尿管支架植入术和超声引导下经皮肾造瘘术(percutaneous nephrostomy,PCN)是治疗尿路梗阻最常用的两种临时引流手段。局部麻醉下输尿管支架置入术的成功率为 94.2%(100例)。普遍认为,输尿管支架植入术更容易被接受,因为它不能被患者从体外看到。但事实并非如此,它会导致下尿路症状,可能被再次阻塞而且可能会引起细菌定植;由于家庭关注的是孩子，可能导致遗忘支架的情况。妊娠期支架有很高的结壳率，这可能是由于尿液中磷酸钙和草酸钙的过度排泄所致，所以输尿管支架必须每4~6周更换一次。这提高了成本，同时危及母亲和胎儿的安全。经皮肾造瘘术最早由Goodwin等人在1955年提出。到目前为止，在梗阻的泌尿系统局部麻醉下穿刺造瘘的成功率为98%~100%。PCN的主要优点是没有下尿路并发症，并且方便后期的碎石治疗。急诊PCN主要并发症（败血症及需要介入的肉眼血尿）发生率约为6%，而次要并发症（导管移位或错位、盆腔穿孔、麻痹性肠梗阻、肺炎/肺不张和胸腔积液）发生率约为28%，因此，经皮肾造瘘依然具有一定风险，在选择接受这种手术的患者时必须谨慎。对于并发尿路感染的患者，需要广谱抗生素治疗（氨苄西林-舒巴坦），在其他情况下，需要头孢菌素预防感染。传统认为，妊娠期经皮肾镜碎石术具有较高风险而被禁止，但依据欧洲泌尿外科学会指南，有经验的中心可以尝试进行。冲击波碎石术（SWL）在妊娠期间有很高的并发症和致畸风险，因此妊娠仍然是SWL的绝对禁忌证。

（四）妊娠合并肾结石的并发症及分娩方式选择

关于患有肾结石的女性妊娠结局和并发症的信息有限，孕妇肾结石与多种妊娠并发症显著相关，包括反复流产、高血压疾病、妊娠糖尿病和剖宫产。然而矛盾的是，肾结石患者未发现胎膜早破，早产或不良围产儿结局（出生体重，Apgar评分或围产儿死亡率）的发生率升高。多数未足月的肾结石患者能够通过保守治疗缓解症状并继续妊娠至足月分娩，单纯肾结石并非剖宫产的手术指征。对于足月后结石发作者，应及时终止妊娠后再处理结石。只要胎儿安全娩出，结石的处理方式参照非妊娠期即可，如患者有产科指征需行剖宫产术，只要无泌尿外科处理结石的禁忌证，可以于胎儿娩出后即刻取石或碎石。

二、妊娠合并输尿管结石

妊娠合并输尿管结石是肾结石发病率的2倍，输尿管结石本身对妊娠并无不良影响，但伴随感染等并发症时可能导致流产、早产等妊娠并发症。由于妊娠期泌尿系统生理改变，该病有时会被误诊为其他急腹症；妊娠期输尿管结石同肾结石诊治尚有一定差异。

（一）妊娠期输尿管结石形成相关因素

妊娠期输尿管结石绝大部分来自肾结石，具有和肾结石相似的形成因素，可以简要分为3个方面。①激素水平改变：妊娠期由于胎盘分泌1,25-二羟基胆骨化醇增多和甲状旁腺生成减少，进而导致妊娠期吸收性高尿钙现象，易导致结石；高水平的血清黄体酮导致输尿管平滑肌松弛，从而减少输尿管蠕动进而引起输尿管扩张。②机械压迫：妊娠子宫对输尿管的机械压迫也是导致输尿管积水的原因之一。右输尿管表现出较大程度的扩张，可能是由于子宫静脉充盈和扩大后的子宫右旋所致。③肾脏生理改变：妊娠期间GFR和RPF均增加20%~25%，生理扩张导致尿淤积，促进结晶。此外，升高的肾盂压力增加了结石移位和肾绞痛等症状的概率。

（二）妊娠合并输尿管结石症状及诊断

妊娠合并输尿管结石最常见的症状是腹痛、肉眼或镜下血尿和尿路感染。除输尿管结石外,妊娠腹痛还可由其他一些疾病引起,如一般情况下的腹部疾病或产科并发症。由于尿路结石引起的肾绞痛难和阑尾炎、憩室炎或胎盘早剥相鉴别。约有 1/3 的病例会被误诊。超声(必要时经阴道超声)仍是目前诊断输尿管结石的首选方法,超声波快速、无创、无痛且没有电离辐射。除直接观察到结石外,肾盂肾盏扩张、输尿管扩张、输尿管蠕动消失及肾内动脉阻力指数(resistive index,RI)升高为输尿管结石提供了间接征象。但是,超声在诊断输尿管中下段小结石时存在困难,特别是妊娠子宫使常规超声探查受限,妊娠期间的正常生理变化可能造成误诊。当超声难以诊断时,非对比磁共振尿路造影(NMRU)是安全、有效的,它将结石可视化为充盈缺损,与 CT 准确性接近,现在可在妊娠期间视为二线方案。虽然低剂量 CT 方案减少了辐射暴露,且具有更高的灵敏度,但考虑到电离辐射对胎儿的致畸作用,仍建议孕妇谨慎使用,作为最后的选择。

(三)妊娠合并输尿管结石的处理措施

治疗应以避免胎儿受到损伤,确保母婴安全为原则。目的是缓解疼痛、解除梗阻、控制感染、维持肾脏功能及避免不良妊娠事件。

1. 保守治疗为主要措施　在妊娠期间,70%~80% 输尿管结石可自行排出,一些孕妇在分娩后自发通过率为 50%,故妊娠合并输尿管结石应首先考虑保守治疗。单纯输尿管结石而无症状者应给予期待治疗至产后处理,嘱咐患者多饮水或在呕吐时适量补液,增加尿量,促进体内钙盐及矿物质排出。单纯肾绞痛无其他合并症患者应给予解痉、镇痛、预防感染,必要时抑制宫缩处理。解痉药物可选用黄体酮、阿托品、山莨菪碱及硫酸镁。肾绞痛不严重时可用地西泮缓慢静脉推注,严重发作时可予以适量哌替啶,非甾体镇痛药因对胎儿有不良影响,禁止使用。使用 α- 肾上腺素受体阻滞剂的药物排出疗法(medical expulsive therapy,MET)可以通过促进输尿管平滑肌的松弛来促进输尿管结石的排出。这些药物已成功用于妊娠,但在给药前仍需要谨慎。肾绞痛容易诱发宫缩,导致先兆流产或早产,故应予以安胎治疗。妊娠期输尿管结石容易诱发泌尿系感染,故应预防性使用抗生素,一般选用无肾毒性且对胎儿无不良作用的头孢类和青霉素类,当确定肾绞痛合并感染时,应加强抗感染治疗,原则上需要依据细菌培养及药敏试验,同时需要注意药物对胎儿的影响及时且正确地选用抗生素治疗。感染的肾盂积水,特别是面对肾功能受损和尿毒症,需要立即手术治疗。

2. 创伤性治疗措施　对于疼痛无法控制、持续呕吐、发热、产科并发症、单发肾、双侧输尿管结石、输尿管结石直径 >1cm 及临床症状恶化,建议积极手术治疗。可以采用输尿管支架植入术或经皮肾造瘘术,因为它比保守治疗对症状缓解更加有效。然而,临时引流因为过多的不便导致患者耐受性差,由于妊娠期间支架表面快速结壳,输尿管支架必须每 4~6 周更换一次。输尿管镜碎石术在这些情况下已经成为一种合理的选择。与分娩前的暂时性输尿管支架置入术相比,输尿管镜碎石术减少了支架更换的需求,减少了下尿路症状的刺激,提高了患者满意度。妊娠是体外超声碎石的绝对禁忌证。

(四)妊娠结局影响及分娩方式

输尿管结石本身对妊娠并无不良影响,但伴随感染等并发症时可能导致流产、早产等妊娠并发症。多数未足月的输尿管结石患者能够通过保守治疗缓解症状并继续妊娠至足月分娩,单纯输尿管结石并非剖宫产的手术指征。对于足月后结石发作者,应及时终止妊娠后再处理结石。只要胎儿安全娩出,结石的处理方式参照非妊娠期即可。

三、妊娠合并输尿管结石导致的顽固性肾绞痛

由于较低的发生率及特殊的生理改变,对于妇产科及泌尿科医生来说,妊娠合并输尿管结石出现顽固性肾绞痛时的处理较为棘手。在妊娠合并结石病例中,70%~80% 可经保守治疗排出,腰腹部疼痛是最常见的症状,其他的还有恶心、呕吐及血尿。妊娠期肾绞痛与早产密切相关。

对妊娠期肾绞痛的诊断依赖于临床症状及影像学诊断。超声仍是首选的诊断方法,可凭借直视的输尿管结石或间接的肾积水及肾抵抗指数(RI)判断输尿管结石。有研究称,妊娠合并肾绞痛的患者经腹及经阴道联合检查对所有输尿管结石的敏感性为85%,磁共振(magnetic resonance,MR)被认为是二线的检测手段,低剂量 CT 具有较高的敏感性,但是由于辐射对胎儿的潜在致畸作用,仍被建议谨慎使用。需要注意的是,急性肾绞痛应注意与其他急腹症相鉴别,以免延误诊治。

妊娠期间确诊为肾绞痛的患者应增加水分摄入(除非伴有呕吐,否则首选口服)、止痛剂、止吐药(如有需要)和抗生素(如有感染)。充分的水分摄入会增加尿液通过肾脏和输尿管的流量,从而增加自发性结石排出的机会。患者可能会继续经历严重或难治性疼痛,此时可能需要加用连续硬膜外输注麻醉药。输尿管支架植入术或经皮肾造瘘术比保守治疗对症状缓解更加有效。然而输尿管支架植入会引起很多下尿路症状,也会导致导管相关性感染,必须定期更换。经皮肾造瘘与输尿管内支架相比,可避免下尿路刺激症状,但外置造瘘管仍旧给孕妇生活带来很多不便,肾造瘘管也可因分泌物或组织碎屑造成阻塞而需要更换。临时引流也并非解决顽固性肾绞痛的理想方法。输尿管镜检查是评估未解决的肾绞痛孕妇的一种安全选择,根据目前的发现,手术时间是影响败血症风险和流产威胁的最重要因素。必须尽快计划对顽固性肾绞痛患者进行手术干预。输尿管镜检查若发现结石,即常规性输尿管镜下碎石术及输尿管支架植入术,逆行输尿管镜碎石术操作局限在泌尿腔内,手术创伤小,几乎没有并发症,对孕妇和胎儿的影响很小,因而建议对于输尿管结石致顽固性肾绞痛的患者,技术条件成熟时可采用逆行输尿管镜下碎石或取石治疗。

(董云则　郭锥锋　吴　忠)

参 考 文 献

[1] SEMINS M J,MATLAGA B R. Management of stone disease in pregnancy[J]. Curr Opin Urol,2010,20(2): 174-177.

[2] VALOVSKA M I,PAIS V J. Contemporary best practice urolithiasis in pregnancy[J]. Ther Adv Urol,2018,10 (4):127-138.

[3] STOTHERS L,LEE L M. Renal colic in pregnancy[J]. J Urol,1992,148(5,Part 1):1383-1387.

[4] BURGESS K L,GETTMAN M T,RANGEL L J,et al. Diagnosis of urolithiasis and rate of spontaneous passage during pregnancy[J]. J Urol,2011,186(6):2280-2284.

［5］ KORKES F,RAUEN E C,HEILBERG I P. Urolithiasis and pregnancy［J］. J Bras Nefrol,2014,36（3）:389-395.

［6］ SWANSON S K,HEILMAN R L,EVERSMAN W G. Urinary tract stones in pregnancy［J］. Surg Clin North Am,1995,75（1）:123-142.

［7］ SEMINS M J,MATLAGA B R. Kidney stones during pregnancy［J］. Nat Rev Urol,2014,11（3）:163-168.

［8］ CHARALAMBOUS S,FOTAS A,RIZK D E. Urolithiasis in pregnancy［J］. Int Urogynecol J Pelvic Floor Dysfunct,2009,20（9）:1133-1136.

［9］ SMITH C L,KRISTENSEN C,DAVIS M,et al. An evaluation of the physicochemical risk for renal stone disease during pregnancy［J］. Clin Nephrol,2001,55（3）:205-211.

［10］ PATEL S J,REEDE D L,KATZ D S,et al. Imaging the pregnant patient for nonobstetric conditions: algorithms and radiation dose considerations［J］. Radiographics,2007,27（6）:1705-1722.

［11］ BUTLER E L,COX S M,EBERTS E G,et al. Symptomatic nephrolithiasis complicating pregnancy［J］. Obstet Gynecol,2000,96（5 Pt 1）:753-756.

［12］ PEAKE S L,ROXBURGH H B,LANGLOIS S L. Ultrasonic assessment of hydronephrosis of pregnancy［J］. Radiology,1983,146（1）:167-170.

［13］ GORTON E,WHITFIELD H N. Renal calculi in pregnancy［J］. Br J Urol,1997,80（Suppl 1）:4-9.

［14］ LAING F C,BENSON C B,DISALVO D N,et al. Distal ureteral calculi:detection with vaginal US［J］. Radiology,1994,192（2）:545-548.

［15］ MULLINS J K,SEMINS M J,HYAMS E S,et al. Half Fourier single-shot turbo spin-echo magnetic resonance urography for the evaluation of suspected renal colic in pregnancy［J］. Urology,2012,79（6）:1252-1255.

［16］ REGAN F,KUSZYK B,BOHLMAN M E,et al. Acute ureteric calculus obstruction:unenhanced spiral CT versus HASTE MR urography and abdominal radiograph［J］. Br J Radiol,2005,78（930）:506-511.

［17］ WHITE W M,JOHNSON E B,ZITE N B,et al. Predictive value of current imaging modalities for the detection of urolithiasis during pregnancy:a multicenter,longitudinal study［J］. J Urol,2013,189（3）:931-934.

［18］ Committee opinion No. 723:guidelines for diagnostic imaging during pregnancy and lactation［J］. Obstet Gynecol,2017,130（4）:e210-e216.

［19］ IRVING S O,BURGESS N A. Managing severe loin pain in pregnancy［J］. Bjog,2002,109（9）:1025-1029.

［20］ SWARTZ M A,LYDON-ROCHELLE M T,SIMON D,et al. Admission for nephrolithiasis in pregnancy and risk of adverse birth outcomes［J］. Obstet Gynecol,2007,109（5）:1099-1104.

［21］ MAZOR-DRAY E,LEVY A,SCHLAEFFER F,et al. Maternal urinary tract infection:is it independently associated with adverse pregnancy outcome?［J］. J Matern Fetal Neonatal Med,2009,22（2）:124-128.

［22］ SKOLARIKOS A,LAGUNA M P,ALIVIZATOS G,et al. The role for active monitoring in urinary stones:a systematic review［J］. J Endourol,2010,24（6）:923-930.

［23］ SRIRANGAM S J,HICKERTON B,VAN CLEYNENBREUGEL B. Management of urinary calculi in pregnancy:a review［J］. J Endourol,2008,22（5）:867-875.

［24］ EVANS H J,WOLLIN T A. The management of urinary calculi in pregnancy［J］. Curr Opin Urol,2001,11（4）:379-384.

［25］ LEWIS D F,ROBICHAUX A R,JAEKLE R K,et al. Urolithiasis in pregnancy. Diagnosis,management and pregnancy outcome［J］. J Reprod Med,2003,48（1）:28-32.

［26］SWARTZ M A,LYDON-ROCHELLE M T,SIMON D,et al. Admission for nephrolithiasis in pregnancy and risk of adverse birth outcomes［J］. Obstet Gynecol,2007,109(5):1099-1104.

［27］PARULKAR B G,HOPKINS T B,WOLLIN M R,et al. Renal colic during pregnancy:a case for conservative treatment［J］. J Urol,1998,159(2):365-368.

［28］ACOG Committee Opinion No. 474:nonobstetric surgery during pregnancy［J］. Obstet Gynecol,2011,117(2 Pt 1):420-421.

［29］NÍ MHUIREACHTAIGH R,O'GORMAN D A. Anesthesia in pregnant patients for nonobstetric surgery［J］. J Clin Anesth,2006,18(1):60-66.

［30］BIYANI C S,JOYCE A D. Urolithiasis in pregnancy. I:pathophysiology,fetal considerations and diagnosis［J］. BJU Int,2002,89(8):811-818,quiz i-ii.

［31］BAR-OZ B,MORETTI M E,BOSKOVIC R,et al. The safety of quinolones-a meta-analysis of pregnancy outcomes［J］. Eur J Obstet Gynecol Reprod Biol,2009,143(2):75-78.

［32］THERIAULT B,MORIN F,CLOUTIER J. Safety and efficacy of Tamsulosin as medical expulsive therapy in pregnancy［J］. World J Urol,2020,38(9):2301-2306.

［33］TÜRK C,PETŘÍK A,SARICA K,et al. EAU guidelines on diagnosis and conservative management of urolithiasis［J］. Eur Urol,2016,69(3):468-474.

［34］LEE S J,RHO S K,LEE C H,et al. Management of urinary calculi in pregnant women［J］. J Korean Med Sci,1997,12(1):40-43.

［35］KU J H,LEE S W,JEON H G,et al. Percutaneous nephrostomy versus indwelling ureteral stents in the management of extrinsic ureteral obstruction in advanced malignancies:are there differences?［J］. Urology,2004,64(5):895-899.

［36］KHOO L,ANSON K,PATEL U. Success and short-term complication rates of percutaneous nephrostomy during pregnancy［J］. J Vasc Interv Radiol,2004,15(12):1469-1473.

［37］LOUGHLIN K R. Management of acute ureteral obstruction in pregnancy utilizing ultrasound-guided placement of ureteral stents［J］. Urology,1994,43(3):412.

［38］DETERS L A,DAGROSA L M,HERRICK B W,et al. Ultrasound guided ureteroscopy for the definitive management of ureteral stones:a randomized,controlled trial［J］. J Urol,2014,192(6):1710-1713.

［39］GOODWIN W E,CASEY W C,WOOLF W. Percutaneous trocar(needle)nephrostomy in hydronephrosis［J］. J Am Med Assoc,1955,157(11):891-894.

［40］MILLWARD S F. Percutaneous nephrostomy:a practical approach［J］. J Vasc Interv Radiol,2000,11(8):955-964.

［41］LEE W J,PATEL U,PATEL S,et al. Emergency percutaneous nephrostomy:results and complications［J］. J Vasc Interv Radiol,1994,5(1):135-139.

［42］LI A C,REGALADO S P. Emergent percutaneous nephrostomy for the diagnosis and management of pyonephrosis［J］. Semin Intervent Radiol,2012,29(3):218-225.

［43］SMITH D P,GRAHAM J B,PRYSTOWSKY J B,et al. The effects of ultrasound-guided shock waves during early pregnancy in Sprague-Dawley rats［J］. J Urol,1992,147(1):231-234.

［44］ASGARI M A,SAFARINEJAD M R,HOSSEINI S Y,et al. Extracorporeal shock wave lithotripsy of renal calculi during early pregnancy［J］. Bju Int,1999,84(6):615-617.

［45］ROSENBERG E,SERGIENKO R,ABU-GHANEM S,et al. Nephrolithiasis during pregnancy：characteristics，complications，and pregnancy outcome［J］. World J Urol,2011,29（6）:743-747.

［46］KERIAKOS R,ROSARIO D,METWALLY M,et al. Acute non-infectious painful urinary tract conditions during pregnancy and puerperium［J］. J Obstet Gynaecol,2005,25（5）:422-426.

［47］VALLURUPALLI K,ATWELL T D,KRAMBECK A E,et al. Pearls and pitfalls in sonographic imaging of symptomatic urolithiasis in pregnancy［J］. Ultrasound Q,2013,29（1）:51-59.

［48］JAIN C. ACOG Committee Opinion No. 723：Guidelines for diagnostic imaging during pregnancy and lactation ［J］. Obstet Gynecol,2019,133（1）:186.

［49］PEDRO R N,DAS K,BUCHHOLZ N. Urolithiasis in pregnancy［J］. Int J Surg,2016,36（Pt D）:688-692.

［50］TSAI Y L,SEOW K M,YIEH C H,et al. Comparative study of conservative and surgical management for symptomatic moderate and severe hydronephrosis in pregnancy：a prospective randomized study［J］. Acta Obstet Gynecol Scand,2007,86（9）:1047-1050.

［51］TOKAS T,HABICHER M,JUNKER D,et al. Uncovering the real outcomes of active renal stone treatment by utilizing non-contrast computer tomography：a systematic review of the current literature［J］. World J Urol,2017,35（6）:897-905.

［52］ISHII H,ABOUMARZOUK O M,SOMANI B K. Current status of ureteroscopy for stone disease in pregnancy ［J］. Urolithiasis,2014,42（1）:1-7.

［53］TELEB M,RAGAB A,DAWOD T,et al. Definitive ureteroscopy and intracorporeal lithotripsy in treatment of ureteral calculi during pregnancy［J］. Arab J Urol,2014,12（4）:299-303.

［54］BOLD M S,BOYUM J H,POTRETZKE A M,et al. Detection of distal ureteral stones in pregnancy using transvaginal ultrasound［J］. J Ultrasound,2021,24（4）:397-402.

［55］ZOU Y Z,YANG J P,ZHOU X J,et al. Bochdalek hernia masquerading as severe acute pancreatitis during the third trimester of pregnancy：A case report［J］. World J Clin Cases,2020,8（19）:4660-4666.

［56］CORMIER C M,CANZONERI B J,LEWIS D F,et al. Urolithiasis in pregnancy：current diagnosis,treatment,and pregnancy complications［J］. Obstet Gynecol Surv,2006,61（11）:733-741.

［57］BUTTICÈ S,LAGANÀ A S,VITALE S G,et al. Ureteroscopy in pregnant women with complicated colic pain：Is there any risk of premature labor?［J］. Arch Ital Urol Androl,2017,89（4）:287-292.

第十五章　复杂性尿路结石的治疗

一、概　　述

复杂性肾结石指直径 >2.0cm 的结石、鹿角形结石或多发性结石,同时包括肾脏有解剖及功能异常导致碎石取石困难的结石。鹿角结石是一种大的分支结石,填充部分的肾盂和肾盏,它们可以完全或部分取决于收集系统的占用水平。此前,人们普遍认为鹿角结石占整个尿路结石的 10%~20%;然而,由于肾结石的早期和有效管理,目前在发达国家,这一数字已减少到 4%。

虽然肾结石在男性中更为常见,但与女性相比,男性鹿角结石的报道较少,而且通常是单侧的。49%~68% 的病例是感染性结石。鹿角结石由镁、铵和磷酸盐组成,它与由产生脲酶的生物体(变形杆菌、克雷伯菌、假单胞菌和葡萄球菌)引起的尿路感染密切相关。

由于鹿角结石的显著发病率和潜在死亡率,必须及时进行评估和治疗。相反,保守治疗已被证明在 10 年内的死亡率为 28%,发生显著肾损害的风险为 36%。因此,鹿角结石需要积极有效的治疗来应对。针对复杂性肾结石必须及时治疗,治疗的目标为尽可能地去除结石、控制感染、减少并发症并最大限度地保护或改善患肾功能。直径超过 2.5cm 的结石,由于结石体积较大,无法通过体外碎石达到治疗目的,所以临床上以前一般进行传统开放性手术将结石取出,但随着微创技术不断发展,传统开放性手术逐渐被取代,这样不仅减少了对患者的创伤,并且进一步增加了手术成功率。

二、治　　疗

(一)单侧鹿角石的治疗选择

直到 20 世纪 70 年代,一些临床医生都认为应该忽视掉单侧鹿角结石,没有积极的治疗。然而,对鹿角结石认知的提高,导致了其管理目标的重大变化。目前,人们一致认为,未经治疗的鹿角结石可能会导致显著的发病率和死亡率。一般来说,结石手术,旨在实现无结石收集系统和保持肾功能。其他非手术选择通常与手术结合考虑,或只有在患者手术不适合时才作为单一治疗。然而,在最近的一项研究中表明,在不适合做手术或拒绝干预的情况下,鹿角结石的保守治疗可能是一个合适的选择。研究者还得出结论:鹿角结石的保守管理并不像预防性认为的那样不安全。鹿角石的最佳治疗决定应根据患者的情况进行个性化治疗,为此,仔细了解每种选择的优缺点是必要的。

（二）经皮肾镜取石术

PCNL 在 20 世纪 70 年代首次被引入，用于治疗小肾结石。超声波和电液碎石机的使用促进了它随后在鹿角碎石治疗中的作用。数据表明，完全鹿角结石的 PCNL 显示部分鹿角结石和完全鹿角结石的完全清除率分别为 98.5% 和 71%。研究表明，PCNL 在治疗鹿角结石方面优于体外冲击波碎石术（ESWL）。因此，推荐 PCNL 作为鹿角结石的一线治疗方法。与开放手术相比，PCNL 在治疗鹿角结石中，结石清除率更高，出血减少，手术时间更短，手术并发症更少，住院时间更短。2002 年，一项病例队列研究建议使用钬激光和柔性肾镜。由于鹿角结石的复杂性和分支特征，其他研究人员推广了多通道 PCNL。最新的研究还表明，miniPCNL 是治疗复杂肾结石患者的可行选择，包括前列腺鹿角结石。miniPCNL 可用于前列腺鹿角肾结石治疗的一期或二期手术。

在最近的一份报告中，Zhao 等人建议采用"两阶段"治疗计划可能会更为严谨。无论最初的治疗方案如何，大部分鹿角结石需要多个经皮肾造口道和多个阶段的经皮手术，以达到令人满意的结果。超声波和气动设备是 PCNL 治疗过程中最常用的碎石机。高功率钬激光碎石术（high power holmium laser lithotripsy，HP-HLL）现在也用于结石的崩解。在最近的一项研究中，El-Nahas 等人比较了 HP-HLL 和超声碎石术（ultrasonic lithotripsy，US-L）对 PCNL 期间鹿角结石的崩解。与 US-L 相比，HP-HLL 具有类似的安全性和有效性，血红蛋白不足率较低，但手术时间更长。最后，作者建议 HP-HLL 作为 PCNL 期间安全、有效分解鹿角结石的可行治疗方案。

（三）输尿管镜（URS）检查

令人惊讶的是，迄今为止，使用输尿管镜检查前列腺鹿角结石作为独立治疗尚未在文献中发表。尽管如此，最近输尿管镜治疗肾结石的技术进展显然导致了 URS 在治疗选择性病例的前列腺鹿角结石中越来越流行。这些技术创新包括使用钬激光以及仪器的可选性和耐用性。

在最近的一项研究中，比较输尿管镜激光结石和 PCNL 联合治疗多通道 PCNL，前者与失血和一般良好的结石清除率有关。同样，另一项研究报告，9 例联合 URS 和下极单道 PCNL 治疗的患者没有重大并发症，前列腺鹿角结石完全清除率为 78%。

（四）ESWL

众所周知，ESWL 通常用于治疗尿结石，效果良好；然而，当涉及治疗鹿角结石时，并不总是如此。事实上，研究一再表明，ESWL 作为鹿角结石的单一治疗效果不佳（结石清除率为 18%~67%）。据报道，ESWL 作为鹿角结石单一治疗的并发症风险包括尿脓毒症、僵局狭窄和急性尿路梗阻、肾痛，以及肾周围血肿。

2006 年，一项对 92 个肾单位的回顾性研究表明，大多数患者（86%）需要一次以上的疗程，以达到整体结石清除率的 60%。研究还报告了与 ESWL 相关的主要并发症发生率为 13%，以及 18.4% 的病例需要计划外的额外手术。

（五）联合使用的"三明治"疗法

在 20 世纪 80 年代，人们描述了 PCNL 和 ESWL 按一定顺序联合治疗鹿角结石的一种程序。这种治疗方式仍然可用，它被称为三明治疗法。三明治治疗通常包括初始 PCNL 减少石头负载，然后是 ESWL 到难以进入的石头碎片。反过来，ESWL 在第二个 PCNL 之前提取剩余的石头碎片。对 100 名接受鹿角结石三明治治疗的患者的分析显示，近 2/3 的患者结石完全清除，但平均住院时间为 12.2d，14% 的病例需要输血。另一项研究回顾了 101 名接受前列腺鹿角结石三明治治疗的患者的结果，尽管结果显示结石无石率略好（67%），但有趣的是，仅使用 PCNL 后，这些数据仍然低于完全结石清除率。由于这个原因，联合疗法或三明治治疗比 PCNL 单一疗法就不那么受欢迎了。

（六）抗萎缩性肾结石切除术

20 世纪 60 年代，有人根据前节段肾血管之间无血切口的原理开展了抗萎缩性肾结石切除术（anti-atrophic nephrolithectomy，AN）。在夹紧肾动脉的后分支后，用二甲基蓝注射液首次证明了肾切口的无血管平面。目前，只有在使用或不使用 ESWL 的多次 PCNL 手术无法清除鹿角结石的情况下，才能考虑将 AN 作为鹿角结石的治疗选择。鹿角结石过大（表面积 2 500mm^2）或盆肾系统明显扩张情况下，ESWL、PCNL 和 ESWL 都被证明是具有挑战性的。

（七）化学溶解或溶石疗法

人们自 1932 年开始曾尝试用各种方法溶解鸟粪石鹿角结石。数年后，人们第一次使用高锰酸盐和硼酸溶解了一颗肾结石。1943 年，化学溶解开始流行起来，后者由碳酸钠、氧化镁和柠檬酸组成。柠檬酸的分解产物分别与结石中的钙和磷酸盐结合，形成柠檬酸钙和磷酸。相关研究报道，118 例患者通过肾造口管联合 ESWL 治疗鹿角结石，60% 的病例完全清除。虽然这些患者需要相对较长的住院时间（平均 32d），但与溶血相关的并发症发生率明显较低。

由于有发生脓毒症和电解质紊乱的风险，在尝试使用任何鹿角结石的溶解疗法之前，都应采取预防措施。例如，在开始治疗之前，必须进行最小肾内压力、无菌尿液以及定期对血清磷酸盐和镁进行测量。此外，提倡在溶解治疗前、期间和之后使用预防性抗生素。如今，经皮化学溶解很少使用，而经皮灌注化学溶解可能是感染和尿酸结石的一种选择。结石由尿酸组成，但不是钠或尿酸铵，可通过口服化学溶法溶解。先前的结石成分分析可提供有关结石成分的信息。尿路 pH 的测量和 X 射线特征可以提供关于结石类型的信息。

（八）预防结石复发

有不同的选择可以降低结石复发的风险，包括饮食建议、抗生素消毒尿液和口服脲酶抑制剂。

1. **饮食改变** 20 世纪 40 年代，人们建议采用低磷酸和钙饮食、雌激素补充和铝凝胶，以降低鹿角结石的风险。1968 年研究报道，那些实际遵循低饮食方案的患者在肾结石切除术后，结石复发明显下降。

2. **脲酶抑制剂** 通过过饱和度防止鹿角结石形成的药物，也被称为"脲酶抑制剂"，在

20世纪60年代首次被发现。有趣的是,到目前为止,只有一种脲酶抑制剂被批准用于预防鹿角结石——乙酰羟氨酸(acetohydroxamic acid,AHA)。目前有足够的证据支持AHA中断鹿角结石生长的能力。然而,与AHA相关的严重系统性不良反应是导致治疗停止率高的原因(20%)。此外,脲酶抑制剂的毒性会导致肾衰竭,因此,AHA不应用于肾功能差的患者。

3. 抗生素治疗　持续的尿路感染是鹿角结石复发的一个众所周知的因素,所以抗菌治疗在预防复发中尤为重要。但1985年的一项队列研究得出结论,残余的结石碎片导致抗生素根除感染的能力变弱。这意味着彻底清除结石在预防结石复发方面比抗菌治疗更重要。

三、总　结

复杂性肾结石目前主要指鹿角结石以及多发结石。鹿角结石是大的和分支的石头填满了部分或全部肾脏颗粒系统。

未经处理的鹿角结石会影响到肾脏功能,所以治疗目标是完全清除结石,成功治疗致病细菌,能保持肾功能和预防结石复发。PCNL是推荐的一线治疗方法。其他手术和非手术治疗方案可以被视为多模式治疗,或在某些情况下单独治疗。

目前,虽然有措施能够防止鹿角结石的复发,但相关临床效用尚有争议,需要进一步研究。

(董云则　盛　璐　黄必胜)

参 考 文 献

[1] HEALY K A,OGAN K. Pathophysiology and management of infectious staghorn calculi[J]. Urol Clin North Am,2007,34(3):363-374.

[2] PREMINGER G M,ASSIMOS D G,LINGEMAN J E,et al. AUA guideline on management of staghorn calculi: diagnosis and treatment recommendations[J]. J Urol,2005,173(6):1991-2000.

[3] RIEU P.Infective lithiasis[J]. Ann Urol(Paris),2005,39(1):16-29.

[4] JOHNSON C M,WILSON D M,O'FALLON W M,et al. Renal stone epidemiology:a 25-year study in Rochester,Minnesota[J]. Kidney Int,1979,16(5):624-631.

[5] VIPRAKASIT D P,SAWYER M D,HERRELL S D,et al. Changing composition of staghorn calculi[J]. J Urol,2011,186(6):2285-2290.

[6] HEIMBACH D,JACOBS D,MULLER S C,et al. Chemolitholysis and lithotripsy of infectious urinary stones - an in vitro study[J]. Urol Int,2002,69(3):212-218.

[7] BLANDY J P,SINGH M. The case for a more aggressive approach to staghorn stones[J]. J Urol,1976,115(5): 505-506.

[8] SEGURA J W. Staghorn calculi[J]. Urol Clin North Am,1997,24(1):71-80.

[9] DEUTSCH P G,SUBRAMONIAN K. Conservative management of staghorn calculi:a single-centre experience [J]. BJU Int,2016,118(3):444-450.

[10] TURK C,PETRIK A,SARICA K,et al. EAU guidelines on diagnosis and conservative management of

urolithiasis[J]. Eur Urol,2016,69(3):468-474.

[11] CLAYMAN R V,SURYA V,MILLER R P,et al. Percutaneous nephrolithotomy. An approach to branched and staghorn renal calculi[J]. JAMA,1983,250(1):73-75.

[12] GRIVAS N,THOMAS K,DRAKE T,et al. Imaging modalities and treatment of paediatric upper tract urolithiasis:a systematic review and update on behalf of the EAU urolithiasis guidelines panel[J]. J Pediatr Urol,2020,16(5):612-624.

[13] ARON M,YADAV R,GOEL R,et al. Multi-tract percutaneous nephrolithotomy for large complete staghorn calculi[J]. Urol Int,2005,75(4):327-332.

[14] CHIBBER P J. Percutaneous nephrolithotomy for large and staghorn calculi[J]. J Endourol,1993,7(4):293-295.

[15] ZHAO Z,CUI Z,ZENG T,et al. Comparison of 1-stage with 2-stage multiple-tracts mini-percutaneous nephrolithotomy for the treatment of staghorn stones:a matched cohorts analysis[J]. Urology,2016,87:46-51.

[16] EL-NAHAS A R,ELSHAL A M,EL-TABEY N A,et al. Percutaneous nephrolithotomy for staghorn stones:a randomised trial comparing high-power holmium laser versus ultrasonic lithotripsy[J]. BJU Int,2016,118(2):307-312.

[17] LANDMAN J,VENKATESH R,LEE D I,et al. Combined percutaneous and retrograde approach to staghorn calculi with application of the ureteral access sheath to facilitate percutaneous nephrolithotomy[J]. J Urol,2003,169(1):64-67.

[18] GLEESON M J,GRIFFITH D P. Extracorporeal shockwave lithotripsy monotherapy for large renal calculi[J]. Br J Urol,1989,64(4):329-332.

[19] MERETYK S,GOFRIT O N,GAFNI O,et al. Complete staghorn calculi:random prospective comparison between extracorporeal shock wave lithotripsy monotherapy and combined with percutaneous nephrostolithotomy[J]. J Urol,1997,157(3):780-786.

[20] EL-ASSMY A,EL-NAHAS A R,MADBOULY K,et al. Extracorporeal shock-wave lithotripsy monotherapy of partial staghorn calculi. Prognostic factors and long-term results[J]. Scand J Urol Nephrol,2006,40(4):320-325.

[21] STREEM S B,YOST A,DOLMATCH B. Combination "sandwich" therapy for extensive renal calculi in 100 consecutive patients:immediate,long-term and stratified results from a 10-year experience[J]. J Urol,1997,158(2):342-345.

[22] MERHEJ S,JABBOUR M,SAMAHA E,et al. Treatment of staghorn calculi by percutaneous nephrolithotomy and SWL:the Hotel Dieu de France experience[J]. J Endourol,1998,12(1):5-8.

[23] SMITH M J,BOYCE W H. Anatrophic nephrotomy and plastic calyrhaphy[J]. Trans Am Assoc Genitourin Surg,1967,59:18-24.

[24] LAM H S,LINGEMAN J E,BARRON M,et al. Staghorn calculi:analysis of treatment results between initial percutaneous nephrostolithotomy and extracorporeal shock wave lithotripsy monotherapy with reference to surface area[J]. J Urol,1992,147(5):1219-1225.

[25] DRETLER S P,PFISTER R C. Percutaneous dissolution of renal calculi[J]. Annu Rev Med,1983,34:359-366.

［26］BERNARDO N O,SMITH A D. Chemolysis of urinary calculi[J]. Urol Clin North Am,2000,27(2):355-365.

［27］TISELIUS H G,HELLGREN E,ANDERSSON A,et al. Minimally invasive treatment of infection staghorn stones with shock wave lithotripsy and chemolysis[J]. Scand J Urol Nephrol,1999,33(5):286-290.

［28］SHORR E,CARTER A C. Aluminum gels in the management of renal phosphatic calculi[J]. J Am Med Assoc,1950,144(18):1549-1556.

［29］LAVENGOOD R W JR,MARSHALL V F. The prevention of renal phosphatic calculi in the presence of infection by the Shorr regimen[J]. J Urol,1972,108(3):368-371.

［30］SCHWARTZ B F,STOLLER M L. Nonsurgical management of infection-related renal calculi[J]. Urol Clin North Am,1999,26(4):765-778,viii.

［31］MARTINEZ-PINEIRO J A,DE IRIARTE E G,ARMERO A H. The problem of recurrences and infection after surgical removal of staghorn calculi[J]. Eur Urol,1982,8(2):94-101.

［32］BECK E M,RIEHLE R A JR. The fate of residual fragments after extracorporeal shock wave lithotripsy monotherapy of infection stones[J]. J Urol,1991,145(1):6-9,discussion 9-10.

［33］PARKHOMENKO E,DE FAZIO A,TRAN T,et al. A multi-institutional study of struvite stones:patterns of infection and colonization[J]. J Endourol,2017,31(5):533-537.

第十六章　尿路结石所致急症

一、急性肾绞痛

急性肾绞痛（acute renal colic）是一种由尿路急性阻塞引起的剧烈侧腰疼痛，通常起源于肋骨上角，并向腹股沟或睾丸前下方放射，常伴有恶心和呕吐。急性肾绞痛具有反复发作和缓解的特点，其疼痛性质和发作取决于结石的确切位置和阻塞程度，与结石的大小并无直接关系。对于大多数患者而言，急性肾绞痛在其初始发作后 1~2h 达到峰值。

（一）病理生理

结石从肾脏集合系统中移出会严重影响泌尿生殖道的通畅，引起输尿管间断或持续性阻塞，尿液回流至肾脏，从而引起肾积水和近端输尿管腔内压力升高，压力变化刺激输尿管起搏引起近端输尿管蠕动增加，输尿管平滑肌痉挛，这是急性肾绞痛产生的直接原因。同时，肾盂扩张、肾盂内压力升高导致肾脏淋巴回流增加，肾间质水肿，肾脏体积明显增大，肾包膜受到牵拉，刺激了包膜上的伸展受体，引起疼痛。此外，结石本身引起的局部炎症反应也加剧了水肿和刺激，诱发疼痛。随着近端输尿管扩张的增加，尿液会绕过阻塞段排泄从而达到一种平衡状态，疼痛可以得到不同程度的缓解。

值得注意的是，1/2 以上结石引起急性肾绞痛的患者常伴有明显的恶心呕吐，这是因为肾脏和消化道之间存在共同的神经传入途径。

（二）临床表现

1. **疼痛**　急性肾绞痛患者通常表现为突然发作的侧腰部或上腹部疼痛，可向腹部和/或腹股沟放射，部分患者主诉为长期持续性隐痛伴偶然性剧烈疼痛发作。发作时患者可能无法自主体位，不能很好地配合体格检查。

2. **伴随症状**

（1）胃肠道反应：急性肾绞痛发作时，约 1/2 的患者伴有恶心、呕吐等胃肠道反应。

（2）血尿：结石的移位以及局部炎症会导致血尿发生，一般以镜下血尿为主，急性疼痛发作时可见肉眼血尿。

（3）下尿路症状：结石向远端迁移接近膀胱时，患者可能出现排尿困难、尿频、尿急等下尿路症状。

（三）治疗

1. **药物治疗**　非甾体抗炎药（NSAIDs）和对乙酰氨基酚对急性肾绞痛有效，短期内甚至比阿片类药物有更好的镇痛效果,常用药物包括酮咯酸、吲哚美辛、双氯芬酸等。为减少对胃肠道的刺激,常使用胃肠外给药途径,如静脉滴注或肌内注射。值得注意的是,NSAIDs类药物会增加心血管事件的风险,对具有相关危险因素的患者应谨慎用药。

阿片类止痛药,如硫酸吗啡(0.1mg/kg 静脉滴注或肌内注射)也可有效镇痛,但阿片类药物与呼吸抑制和镇静有关,长期使用有依赖性风险。

据报道,将 120mg 利多卡因溶于 100mL 生理盐水于 10min 内静脉注射对标准疗法无效的顽固性肾绞痛非常有效,并且无明显不良反应。

2. **手术治疗**　对于药物治疗无效或效果不佳的疼痛,建议根据情况行输尿管支架置入术、经皮肾造瘘术引流或手术清除结石,解除梗阻。

二、急性上尿路梗阻性无尿

结石引起的上尿路梗阻指结石嵌顿于输尿管以上的上尿路部位,导致尿液不能排出,引起近端肾盂和 / 或输尿管积水,严重者可因肾实质损害导致急性肾衰竭。

(一)病理生理

上尿路梗阻时,肾盂内压力增高,肾乳头受压,肾小管内压力增高,肾小球滤过率下降,尿液形成缓慢,并通过肾盂静脉和淋巴管反流,随着梗阻的持续,反流增多超过代偿范围,梗阻以上的腔道和肾盂逐渐扩大,压迫皮髓质交界处围绕肾小盏的环形血管,导致肾血供减少,急性肾小管坏死,肾功能急剧下降。大多数肾输尿管结石为单侧的非完全性梗阻,即使为单侧完全性梗阻,对侧正常肾脏的代偿机制亦可满足机体需要,并不会出现突发性无尿、急性肾衰竭的情况。但在某些基础肾功能较差无法代偿情况下,如双侧结石完全性梗阻、对侧无功能肾、马蹄肾、多囊肾等,可导致无尿、急性肾衰竭等严重后果。

此外,结石对于单侧肾脏和输尿管的刺激也可能引起双侧肾脏停止排尿,这种现象被称为反射性无尿(reflex anuria,RA)。由于 RA 的动物模型难以构建,所以其具体机制尚不明确,随着每年报道的病例数增加,目前推测血管 - 神经反射、输尿管 - 肾反射、放射性肾血管反射、放射性输尿管反射等途径引起的双侧输尿管痉挛和 / 或肾小动脉痉挛是其主要的发病机制。

(二)诊断

1. **病史和体格检查**　此类患者往往存在典型的肾功能下降、组织灌注不足的病史和临床表现,如突发性无尿、短时间内恶心呕吐加剧、尿毒症征象等。

2. **实验室检查**

(1)血液检查:血肌酐、尿素氮进行性上升,可合并高钾血症,血 pH<7.35。

(2)尿液检查:尿色深、浑浊,尿蛋白阳性,尿沉渣见肾小管上皮细胞、上皮细胞管型和颗粒管型,尿比重下降,肾衰指数[(尿钠 × 血肌酐)/ 尿肌酐]>1。

3. **影像学检查**　CT、MRU、超声可见双侧肾输尿管结石伴双侧肾盂扩张积液。

(三) 治疗

1. 快速识别 双侧肾输尿管结石患者出现无尿、恶心呕吐加剧、实验室检查示肾功能明显下降时,应尽早诊断,保护肾功能。

2. 肾替代治疗 对于无法耐受手术、急性肾衰竭的患者,可选择临时性血液透析纠正水、电解质紊乱,维持内环境稳态;对于 RA 患者临时血液透析可使肾功能迅速恢复正常,且无后遗症。具体指征如下:①容量负荷过重;②高钾血症(血清 K>5.5mmol/L)或血钾迅速升高;③尿毒症征象,如胸膜炎、心包炎或精神变化;④药物不能纠正的代谢性酸中毒(pH<7.1)。

3. 手术治疗 对于符合手术条件的患者根据双侧结石处理原则积极碎石;暂无碎石手术条件的患者可尝试局麻下行输尿管支架管置入术解除梗阻,保护肾功能,谨防并发症。

三、急性下尿路梗阻性无尿

结石梗阻部位发生在膀胱及其远端时引起的一系列临床症状,常见病因为膀胱结石和尿道结石。巨大膀胱结石或多个小结石在膀胱颈处堆积,结石刺激引起局部组织水肿以及膀胱颈挛缩会导致膀胱出口处梗阻。尿道结石常为不完全性梗阻并可自行排出,但在某些特殊情况如结石形状不规则、尿道狭窄、前列腺增生的患者中,尿道结石可引起较为明显的梗阻。

(一) 临床表现

1. 急性尿潴留 是结石引起急性下尿路梗阻的最常见并发症,表现为排尿困难、下腹胀痛,叩诊可及耻骨上膨大的膀胱,触之紧张度高,有压痛。

2. 下尿路症状 结石嵌顿引起尿急、尿频、尿痛等下尿路症状。

3. 尿道异物感 多数尿道结石患者有比较明显的尿道异物感,前尿道结石在体检时常可触及。

(二) 治疗

急性下尿路梗阻引起的尿潴留是泌尿外科的急症之一,处理不及时会引起膀胱破裂等严重后果,治疗以确定结石位置、解除梗阻为主要原则。

1. 积极寻找病因 体格检查配合辅助检查尽早明确诊断,确定结石的具体位置、大小、数量等。

2. 解除梗阻 应尽快解除梗阻,降低膀胱压力,恢复尿流通畅。

(1)留置导尿:是解除下尿路梗阻最简单有效的方法,也是治疗急性尿潴留的国际共识,但对于年龄 >70 岁、合并前列腺增生(>50mL)、PSA 较高(>3ng/mL)的患者成功率较低。

(2)耻骨上膀胱造瘘:对于结石嵌顿严重、尿道狭窄、一般情况较差或留置导尿失败的患者可紧急行耻骨上膀胱造瘘引流尿液。与留置导尿相比,其优势在于对暂时无法行手术治疗解除梗阻或需长期留置导尿的患者,尿路感染和尿道狭窄的并发症发生率更低,同时可以避免损伤尿道和膀胱颈。但耻骨上膀胱造瘘也存在着相关肠管损伤的风险,总体发生率在

2.5%，死亡率为 1.8%。特别是对于既往存在下腹部手术史或神经系统疾病的患者，应谨慎选择。英国泌尿外科医师协会操作指南建议，在开放手术或影像学辅助的条件下进行。因此，在急诊中应优先考虑留置导尿术。

（3）手术治疗：尿道结石的患者、膀胱巨大结石的患者可在排除禁忌证的情况下行手术碎石。

四、肾 积 脓

感染是结石梗阻最常见的并发症。梗阻时尿液停滞，组织受损，尿液外渗等皆有利于细菌滋长和感染的发生。结石和肾积水的基础上继发感染并持续进展会引起肾积脓，肾积脓是一种极为严重的肾化脓性感染，可造成肾组织广泛性破坏，致使全肾脓液积聚形成病理性脓腔，如果不及时治疗，可能会导致败血症休克危及患者生命。

（一）临床表现

1. **膀胱刺激征**　尿频、尿急、尿痛等。
2. **局部症状**　剧烈腰痛、腰肌紧张、肾区叩击痛阳性。
3. **全身中毒症状**　急性发作的畏寒、高热、乏力、呕吐等。
4. **休克**　严重者可出现休克，危及生命。

（二）治疗

以抗感染和紧急肾盂减压为主要治疗原则。

1. **抗感染**　早期敏感抗生素的应用，可大大提高肾积脓患者生存率，对患者的转归至关重要。
2. **肾盂减压**　对于肾积脓患者应紧急行经皮肾造口术引流脓液，降低肾盂压力，减少内毒素入血，并可根据脓液培养结果指导抗生素用药。
3. **对症支持治疗**　及时纠正水电解质紊乱，维持生命体征平稳。
4. **去除原发病**　待病情稳定后择期行碎石手术。

（王光春　詹相诚　薛　胜）

参 考 文 献

［1］ENGELER D S，SCHMID S，SCHMID H P. The ideal analgesic treatment for acute renal colic-theory and practice［J］. Scand J Urol Nephrol，2008，42（2）：137-142.

［2］SHOKEIR A A，ABDULMAABOUD M，FARAGE Y，et al. Resistive index in renal colic：the effect of nonsteroidal anti-inflammatory drugs［J］. BJU International，1999，84（3）：249-251.

［3］PATHAN S A，MITRA B，CAMERON P A. A Systematic review and meta-analysis comparing the efficacy of nonsteroidal anti-inflammatory drugs，opioids，and paracetamol in the treatment of acute renal colic［J］. Eur Urol，2018，73（4）：583-595.

[4] BHALA N,EMBERSON J,MERHI A,et al. Vascular and upper gastrointestinal effects of non-steroidal anti-inflammatory drugs:meta-analyses of individual participant data from randomised trials[J]. Lancet,2013,382 (9894):769-779.

[5] KRUM H,SWERGOLD G,GAMMAITONI A,et al. Blood pressure and cardiovascular outcomes in patients taking nonsteroidal antiinflammatory drugs[J]. Cardiovasc Ther,2012,30(6):342-350.

[6] MOTOV S,DRAPKIN J,BUTT M,et al. Analgesic administration for patients with renal colic in the emergency department before and after implementation of an opioid reduction initiative[J]. West J Emerg Med,2018,19 (6):1028-1035.

[7] MASIC D,LIANG E,LONG C,et al. Intravenous lidocaine for acute pain:a systematic review[J]. Pharmacotherapy,2018,38(12):1250-1259.

[8] HULL J D,KUMAR S,PLETKA P G. Reflex anuria from unilateral ureteral obstruction[J]. J Urol,1980,123 (2):265-266.

[9] KERVANCIOGLU S,SIRIKCI A,ERBAGCI A. Reflex anuria after renal tumor embolization[J]. Cardiovasc Intervent Radiol,2007,30(2):304-306.

[10] CATALANO C,COMUZZI E,DAVÌ L,et al. Reflex anuria from unilateral ureteral obstruction[J]. Nephron, 2002,90(3):349-351.

[11] MALETZ R,BERMAN D,PEELLE K,et al. Reflex anuria and uremia from unilateral ureteral obstruction[J]. Am J Kidney Dis,1993,22(6):870-873.

[12] MNUSHKIN A S,BOGDANOVA L I. Reflex anuria during the acute period of myocardial infarction[J]. Sov Med,1968,31(12):78-81.

[13] JEEVAGAN V,NAVINAN M,MUNASINGHE A,et al. Reflex anuria following acute cardiac event[J]. BMC Nephrology,2013,14:106.

[14] SUZUKI T,KOMUTA H,TSUCHIYA R. Postrenal reflex anuria[J]. Nihon Geka Hokan,1966,35(2):421-426.

[15] KANNO M,TANAKA K,AKAIHATA H,et al. Reflex anuria following retrograde pyelography:a case report and literature review[J]. Inter Med,2020,59(2):241-245.

[16] FITZPATRICK J M,DESGRANDCHAMPS F,ADJALI K,et al. Management of acute urinary retention: a worldwide survey of 6074 men with benign prostatic hyperplasia[J]. BJU International,2012,109(1): 88-95.

[17] PARK K,KIM S H,AHN S G,et al. Analysis of the treatment of two types of acute urinary retention[J]. Korean J Urol,2012,53(12):843-847.

[18] HORGAN AF,PRASAD B,WALDRON DJ,et al. Acute urinary retention. Comparison of suprapubic and urethral catheterisation[J]. Br J Urol,1992,70(2):149-151.

[19] AHLUWALIA R S,JOHAL N,KOURIEFS C,et al. The surgical risk of suprapubic catheter insertion and long-term sequelae[J]. Ann R Coll Surg Engl,2006,88(2):210-213.

[20] HARRISON S C,LAWRENCE W T,MORLEY R,et al. British Association of Urological Surgeons' suprapubic catheter practice guidelines[J]. BJU International,2011,107(1):77-85.

[21] HALLETT J M,STEWART G D,MCNEILL S A. The Management of acute urinary retention:treating the curse of the aging male[J]. Curr Bladder Dysfunct Rep,2013,8(3):242-249.

第十七章　结石与脓毒血症

脓毒血症是由宿主对感染的免疫失调引起的危及生命的器官功能障碍,是泌尿外科医师工作中常见的危重症之一,也是危重患者最常见的死亡原因。由泌尿生殖系感染引发的脓毒血症称为尿源性脓毒血症。尿源性脓毒血症多与上尿路梗阻性病变有关,其中最常见病因是尿路结石。有研究报道了 59 例住院治疗的尿源性感染性休克患者,发现 78% 的患者起因于尿路梗阻,主要原因是尿路结石。在另一项研究中,研究者对 205 例尿源性脓毒血症患者进行病史分析,发现由尿石症引起的脓毒血症占比 43%,高于前列腺腺瘤的 25% 和泌尿系癌症的 18%。尿源性脓毒血症也可发生于腔内碎石手术后,如经皮肾镜取石术(PCNL)、输尿管镜碎石术(URSL)和腹腔镜取石术等。随着尿路结石腔内碎石手术的数量明显增加,尿源性脓毒血症及尿源性感染性休克的患者也不断增加,提高尿源性脓毒血症和尿源性感染性休克的诊疗水平具有很重要的临床意义。

一、流行病学、病原学与发病机制

脓毒血症不仅严重威胁人类健康,也给医疗卫生带来了巨大的经济负担。在美国,2003—2007 年严重脓毒血症的病例数增长了 71%,从 415 280 例增加到 711 736 例,严重脓毒血症患者的总住院费用增加了 57%,从 154 亿美元增加到 243 亿美元。在严重脓毒血症和感染性休克的感染来源中,泌尿系感染占 9%~31%,严重尿源性脓毒血症的死亡率可达 20%~40%。脓毒血症的死亡率因感染源的不同而异,但尿路来源的脓毒血症的死亡率通常要低于其他来源。

脓毒血症主要的病原体是革兰氏阳性菌,其次是革兰氏阴性菌。但在尿源性脓毒血症的病原菌谱中最主要的病原体是革兰氏阴性菌,其中最常见的是大肠埃希菌。近年来,产超广谱 β- 内酰胺酶(extended-spectrum β-lactamases,ESBL)肠杆菌科细菌(包括大肠埃希菌)成为引起患者感染的危险因素,这类多重耐药性细菌可占尿源性脓毒血症中肠杆菌科细菌的 45%。在这种情况下,经验疗法往往不再适合,此时应尽早分离出病原菌,采取针对性的抗生素治疗。

尿源性脓毒血症是尿路感染的严重结果,病原菌主要通过尿道上行造成逆行性感染,之后病原菌或致病因子经由尿道入血可进一步发展成为尿源性脓毒血症。在严重的泌尿生殖道感染(如肾盂肾炎和急性细菌性前列腺炎)中,菌血症发生的风险会增加,如果伴有尿道梗阻,则风险会进一步增加。尿道梗阻会导致尿液排泄不畅,尿路上皮抵御细菌能力不足,长期的慢性梗阻会引起严重的局部感染,并且在存在诱发因素的情况下增加尿源性脓毒血症的风险。结石是细菌和内毒素的载体,感染性结石中内毒素的浓度足以引起严重脓毒血症,有研究者分析了 328 例接受 PCNL 或 URL 治疗的患者,其中 11 例在术后发生脓毒血症。

在这 11 例患者中有 8 例结石细菌培养阳性而术前中段尿培养均为阴性,血培养的结果显示导致脓毒症的病原菌与结石培养的病原菌存在高度一致性。当结石突然向下移动或患者接受微创内镜手术时,肾盂压力可能会突然升高,而这同时可能会对输尿管黏膜和滋养静脉造成机械损伤,破坏黏膜屏障功能,使得尿液或术中灌洗液通过反流机制(如肾盂 - 淋巴管、肾盂 - 静脉、肾盂 - 肾窦和肾盂 - 肾小管)进入血液。尿液或结石中的细菌或内毒素可以借此侵入循环系统,诱发尿源性脓毒血症。

二、诊　断

尿源性脓毒血症的诊断需要脓毒血症和尿路感染的证据支持。尿路感染的临床表现范围很广,可以从无明显症状的菌尿到脓毒血症、严重脓毒血症,甚至是感染性休克。值得注意的是,患者可以在很短时间内从无症状进展为严重脓毒血症。考虑尿源性脓毒血症时,应注重检查患者肋脊角压痛、排尿痛、尿潴留、前列腺痛或阴囊痛等体征或症状。微生物分析应包括血培养和尿培养。影像学检查如超声和 CT 有助于发现尿源性脓毒血症的病因,如尿路结石或前列腺脓肿。

最新的脓毒血症诊断标准(Sepsis-3)将脓毒血症定义为由宿主对感染的免疫失调引起的危及生命的器官功能障碍(表 17-1),并采用序贯性器官衰竭评分(sequential organ failure assessment,SOFA)或快速 SOFA(quick SOFA,qSOFA)诊断脓毒血症(表 17-2)。

表 17-1　脓毒血症及感染性休克的定义及诊断标准

疾病	定义及诊断标准
脓毒血症	宿主对感染的反应失调引起的危及生命的器官功能障碍,当 SOFA 评分快速增加≥2 分时诊断为脓毒血症 qSOFA 由意识状态改变、血压收缩压≤100mmHg 和呼吸频率≥22 次 /min 3 项组成,符合 2 项或 2 项以上则为疑似脓毒血症
感染性休克	感染性休克是感染导致的循环衰竭和细胞代谢异常,是脓毒血症的一个亚型。诊断标准为脓毒血症患者经充分液体复苏后仍需要使用升压药物以维持平均动脉压(mean arterial pressure,MAP)≥65mmHg 且血清乳酸水平 >2mmol/L

表 17-2　序贯性器官衰竭评分

器官 / 系统	变量	评分				
		0 分	1 分	2 分	3 分	4 分
呼吸系统	PaO_2/FiO_2/mmHg	≥400	<400	<300	<200,需呼吸机支持	<100,需呼吸机支持
血液系统	血小板 /($10^9·L^{-1}$)	≥150	<150	<100	<50	<20
肝脏	胆红素 /(mg·dL^{-1})	<1.2	1.2~1.9	2.0~5.9	6.0~11.9	>12.0
心血管系统	MAP/mmHg	≥70	<70			

续表

器官/系统	变量	评分				
		0分	1分	2分	3分	4分
心血管系统	多巴胺/($\mu g \cdot kg^{-1} \cdot min^{-1}$)			≤5	>5	>15
	多巴酚丁胺/($\mu g \cdot kg^{-1} \cdot min^{-1}$)			任何剂量		
	肾上腺素/($\mu g \cdot kg^{-1} \cdot min^{-1}$)				≤0.1	>0.1
	去甲肾上腺素/($\mu g \cdot kg^{-1} \cdot min^{-1}$)				≤0.1	>0.1
中枢神经系统	GCS	15	13~14	10~12	6~9	<6
肾脏	肌酐/($mg \cdot dL^{-1}$)	<1.2	1.2~1.9	2.0~3.4	3.5~4.9	≥5.0
	尿量/($mL \cdot d^{-1}$)				<500	<200

注:PaO_2/FiO_2 为氧合指数,其中 PaO_2 为动脉血氧分压(arterial partial pressure of oxygen),FiO_2 为用力吸氧量(forced inspiratory oxygen);MAP 为平均动脉压;GCS 为格拉斯哥昏迷评分(Glasgow coma score)。

三、治 疗

尿源性脓毒血症需要结合生命支持护理、抗菌治疗、感染源控制等方面综合治疗。推荐泌尿科医师和重症监护专家与感染病专家合作管理患者。

(一) 支持治疗

液体和电解质平衡是脓毒症/感染性休克患者治疗过程中的重要内容。尽管早期目标导向治疗的疗效存在争议,但它仍然是严重脓毒血症、感染性休克早期治疗的参考方案。早期目标导向治疗可于早期维持血流动力学稳定,减轻患者缺氧程度及器官损伤。在早期复苏的最初 6h 内,应该实现以下目标:①中心静脉压(central venous pressure,CVP)8~12mmHg;②平均动脉压(MAP)65~90mmHg;③中心静脉血氧饱和度≥70% 或混合静脉血氧饱和度≥65%;④尿量≥0.5mL/(kg·h)。

(二) 抗菌治疗

怀疑尿源性脓毒血症的患者应该尽早接受抗菌治疗。在一项回顾性队列研究中,在记录到低血压后的 1h 内施用有效的抗菌药物可使感染性休克患者生存率达到 79.9%,随后的 6h 中,每延迟 1h 给药会导致平均生存率降低 7.6%。经验性的抗菌治疗应该选择有效地针对所有可能病原体的广谱抗菌药物,并在获得药敏结果后调整为敏感抗生素进行治疗(表 17-3)。

表 17-3 抗菌药物治疗

抗菌药物	剂量	治疗时长
头孢噻肟	2g,1 次/8h	7~10d

续表

抗菌药物	剂量	治疗时长
头孢他啶	1~2g，1 次 /8h	对于临床反应慢的患者可以延长用药时间
头孢曲松	1~2g，1 次 /d	
头孢吡肟	2g，1 次 /12h	
哌拉西林他唑巴坦	4.5g，1 次 /8h	
庆大霉素	5mg/kg，1 次 /d	
阿米卡星	15mg/kg，1 次 /d	
亚胺培南西司他丁钠	0.5g，1 次 /6h	
美罗培南	1g，1 次 /8h	
头孢他啶阿维巴坦	2.5g，1 次 /8h	

（三）感染源控制

泌尿道梗阻是引起尿源性脓毒血症最常见的原因,清除体内异物,如尿路结石或长期留置的导尿管、消除脓肿等是重要的控制策略。首先采取微创手段(如置入膀胱引流管、双J管或经皮肾穿刺造瘘)以控制合并因素。在减轻尿源性脓毒血症症状后,可以通过适当的泌尿科治疗彻底解除合并因素。

（四）辅助治疗

1. 选择晶体液作为首选复苏液体,严重脓毒血症及感染性休克患者液体复苏时可考虑应用白蛋白,避免使用羟乙基淀粉。

2. 去甲肾上腺素作为首选血管升压药,不应将低剂量多巴胺作为肾脏保护药物。

3. 对于成年感染性休克患者,如果通过充分的液体复苏和血管升压药不能够使血流动力学恢复稳定,则建议每天静脉单一使用氢化可的松 200mg。

4. 当血红蛋白低于 7.0g/dL 时可以输注红细胞,使血红蛋白水平维持在 7.0~9.0g/dL。

5. 机械通气的潮气量应设定为 6mL/kg,被动通气患者的最初平台压高限设定为≤30cmH_2O,同时建立一定的呼气末正压通气,以防止肺泡萎陷。

6. 血糖水平应控制在≤180mg/dL。

7. 对严重脓毒血症患者应用低分子量肝素以预防深静脉血栓形成。

8. 对有出血风险因素的患者使用 H_2 受体阻滞剂或质子泵抑制剂预防应激性溃疡。

9. 尽早开始营养支持(<48h),首选肠内营养。

（薛 蔚 吴鹏飞）

参 考 文 献

[1] HOFMANN W. Urosepsis and uroseptic shock[J]. Z Urol Nephrol,1990,83(6):317-324.

［2］SERNIAK P S,DENISOV V K,GUBA G B,et al. The diagnosis of urosepsis［J］. Urol Nefrol（Mosk），1990（4）：9-13.

［3］SHI B,SHI F,XU K,et al. The prognostic performance of Sepsis-3 and SIRS criteria for patients with urolithiasis-associated sepsis transferred to ICU following surgical interventions［J］. Exp Ther Med,2019,18（5）：4165-4172.

［4］LAGU T,ROTHBERG M B,SHIEH M S,et al. Hospitalizations,costs,and outcomes of severe sepsis in the United States 2003 to 2007［J］. Crit Care Med,2012,40（3）：754-761.

［5］LEVY M M,ARTIGAS A,PHILLIPS G S,et al. Outcomes of the surviving sepsis campaign in intensive care units in the USA and Europe：a prospective cohort study［J］. Lancet Infect Dis,2012,12（12）：919-924.

［6］DREGER N M,DEGENER S,AHMAD-NEJAD P,et al. Urosepsis-etiology,diagnosis,and treatment［J］. Dtsch Arztebl Int,2015,112（49）：837-848.

［7］TANDOGDU Z,BARTOLETTI R,CAI T,et al. Antimicrobial resistance in urosepsis：outcomes from the multinational,multicenter global prevalence of infections in urology（GPIU）study 2003-2013［J］. World J Urol,2016,34（8）：1193-1200.

［8］WAGENLEHNER F,PILATZ A,WEIDNER W,et al. Urosepsis：overview of the diagnostic and treatment challenges［J］. Microbiol Spectr,2015,3（5）.

［9］MCALEER I M,KAPLAN G W,BRADLEY J S,et al. Endotoxin content in renal calculi［J］. J Urol,2003,169（5）：1813-1814.

［10］ESWARA J R,SHARIFTABRIZI A,SACCO D. Positive stone culture is associated with a higher rate of sepsis after endourological procedures［J］. Urolithiasis,2013,41（5）：411-414.

［11］TROXEL S A,LOW R K. Renal intrapelvic pressure during percutaneous nephrolithotomy and its correlation with the development of postoperative fever［J］. J Urol,2002,168（4 Pt 1）：1348-1351.

［12］SINGER M,DEUTSCHMAN C S,SEYMOUR C W,et al. The Third international consensus definitions for sepsis and septic shock（sepsis-3）［J］. JAMA,2016,315（8）：801-810.

［13］RIVERS E,NGUYEN B,HAVSTAD S,et al. Early goal-directed therapy in the treatment of severe sepsis and septic shock［J］. N Engl J Med,2001,345（19）：1368-1377.

［14］KUMAR A,ROBERTS D,WOOD K E,et al. Duration of hypotension before initiation of effective antimicrobial therapy is the critical determinant of survival in human septic shock［J］. Crit Care Med,2006,34（6）：1589-1596.

［15］黄健.中国泌尿外科和男科疾病诊断治疗指南［M］.北京：科学出版社,2020.

第十八章　尿路结石的预防

尿路结石的病因复杂,涉及患者的饮食习惯、生活方式、生活环境、个人代谢、炎症疾病以及遗传因素等,因此尿路结石的预防也是多方面的。

一、饮食预防措施

1. **充足的摄水量**　对于预防各种类型的结石来说,充足的摄水量都是首要、有效的预防方法。一般观点认为,维持人体饮水量达2~3L/d,能够有效预防结石的生成。最为直观的方法,是保持小便颜色基本透明。在炎热的夏季或南方地区,人体消耗水分增加,饮水量应相应增加。饮用水的类型没有特别要求,白开水、纯净水或矿泉水均可。应尽量避免饮用过多的浓茶、咖啡、可可、高甜度饮料及酒精饮料等。

2. **合理的膳食结构**　长期进食高动物蛋白、豆类制品、高油高糖、高嘌呤食物,会使人体生成更多的尿酸和草酸,同时导致钙的代谢紊乱,容易促进结石的生成。同时,不合理饮食导致的超重或肥胖,也是促进结石生成的危险因素。

应避免大量进食动物脂肪及内脏、油炸类食物、甜品、海鲜、浓汤及豆类制品等。同时,部分食物本身的草酸含量较高,也应避免大量进食,包括菠菜、芹菜、西红柿等。保持合理的膳食结构是预防尿路结石的关键措施。

二、针对不同结石成分的预防措施

结石分析是一种直观有效的方法,能够准确地了解患者结石的成分,进而分析相关病因,并有针对性地进行预防。下面我们就几种常见的结石成分,分别介绍相应的预防措施。

1. **草酸钙结石**　是最常见的一种尿路结石类型,占80%以上。草酸钙结石在酸性或中性尿中形成,多呈黄褐或石铜色,X线片可显影。患者多为男性,患者尿沉渣内常可见草酸钙结晶。高草酸、高糖、高蛋白及高油食物均可促进草酸钙结石的形成。胃肠道功能紊乱导致的肠源性高草酸尿也可导致草酸钙结石的形成。

草酸钙结石的预防在多饮水、低草酸、低糖、低脂和适当摄入蛋白的饮食基础上,可以使用枸橼酸盐类药物进行药物预防。枸橼酸盐类药物能显著增加尿枸橼酸盐的排泄、碱化尿液,从而降低结石发生率。同时根据患者情况,选择搭配镁制剂、磷酸盐、离子交换剂、乙酰半胱氨酸及维生素 B_6 等,可有效预防草酸钙结石的形成。

2. **磷酸钙及磷酸镁铵结石**　占尿路结石的6%~9%,男性多发。磷酸钙、磷酸镁铵结石质脆,表面粗糙,外形不规则,灰色或黄棕色,在碱性尿中形成,可形成鹿角形结石,X线片可显影。饮食要注意低钙、低磷饮食。甲状旁腺功能亢进、尿路感染及尿路梗阻等疾病可促进磷酸钙、磷酸镁铵结石的形成,因此在治疗结石的过程中注意原发疾病的诊疗。

3. 尿酸结石　尿酸结石呈土黄色或灰白色,表面多光滑,剖面结构为深浅相间的同心圆,X 线片常不显影,可用 CT 或 B 超进行诊断。尿酸是人类嘌呤代谢的终末产物,正常主要由肾脏排泄。尿液中尿酸溶解度下降和过饱和化是尿酸结石形成的主要机制,原因包括人体尿酸量增加、尿液 pH 改变、尿量减少等。高糖、高嘌呤及高动物蛋白饮食及各种导致人体尿酸增高的疾病(如痛风)可促进尿酸结石的形成。尿酸结石的预防在于控制饮食、增加尿量及提高尿液 pH 等,可以使用枸橼酸盐类药物进行尿液碱化。

4. 胱氨酸结石　质韧,表面光滑,呈蜡样,淡黄或黄棕色,X 线片常不显影。研究表明,胱氨酸结石是由于先天性胱氨酸尿所致,为一种常染色体隐性遗传疾病,男女发病率相近,一般于 20~40 岁出现临床症状,患者小便可检出胱氨酸结晶。胱氨酸结石的形成和进食富含蛋氨酸的食物有明确的相关性,包括肉类、奶类、蛋类及豆类等。其预防措施包括保证充足的摄水及小便量,避免食用过多富含蛋氨酸的食物,碱化尿液。枸橼酸盐类药物可用于胱氨酸结石患者的尿液碱化。

三、中医药预防措施

尿路结石在古代就有相关医疗文书记载,称为"淋症""石淋"或"砂淋"等。古人总结尿路结石的病因为脾肾皆虚、肝脾不和,同时气滞血瘀会导致尿路结石患者肾绞痛。对症的预防、治疗手段有推拿、艾灸、针灸及中药。推拿、艾灸、针灸可以减轻患者肾绞痛的症状。中药预防主要以清热利湿通淋疗效的药物为主,包括金钱草、石韦、海金沙、车前子、鸡内金等,部分中成药制品也大量应用于当今尿路结石的临床诊疗中。

四、继发性结石的原发病治疗

对于反复发作的结石患者,应该详细询问其既往病史。某些疾病会导致继发性的尿路结石形成。尿路梗阻会导致尿液滞留,促进梗阻部位结石的形成。例如,中老年男性良性前列腺增生患者易发膀胱结石;甲状旁腺功能亢进患者由于钙代谢的异常,易反复发作尿路结石;痛风及糖尿病患者也是结石多发的群体。所以积极处理原发疾病,对于预防尿路结石的复发十分重要。

五、基因层面的预防展望

随着研究的推进,科研人员发现,尿路结石的发生发展与患病人群中某些特定基因具有明显的相关性。有研究表明,*CDH2* 基因及 *IL6* 基因的某些位点与人草酸钙结石的形成有关。针对相关基因的研究也在不断推进。在不久的未来,随着基因技术的不断成熟和稳定,可能会有基因层面的治疗手段出现,用于预防及治疗患者及其家族的遗传性尿路结石的相关疾病风险。

(谢天承)

参 考 文 献

[1] SKOLARIKOS A. Medical treatment of urinary stones[J]. Curr Opin Urol,2018,28(5):403-407.

[2] JIANG P,XIE L,ARADA R,et al. Qualitative review of clinical guidelines for medical and surgical management of urolithiasis:Consensus and Controversy 2020 [J]. J Urol,2021,205(4):999-1008.

[3] KOHJIMOTO Y,SASAKI Y,HARA I. Clinical strategies for prevention of drug-induced urinary calculi[J]. Clin Calcium,2011,21(10):1457-1463.

[4] GOKA S Q,COPELOVITCH L. Prevention of recurrent urinary stone disease[J]. Curr Opin Pediatr,2020,32(2):295-299.

[5] WASSERSTEIN A G. Nephrolithiasis:acute management and prevention[J]. Dis Mon,1998,44(5):196-213.

[6] BIHL G,MEYERS A. Recurrent renal stone disease-advances in pathogenesis and clinical management[J]. Lancet,2001,358(9282):651-656.

[7] 郭盛. 中医药防治尿路结石的研究进展[J]. 湖南中医杂志,2019,249(11):158-160.

[8] FONTENELLE L F,SARTI T D. Kidney stones:treatment and prevention[J]. Am Fam Physician,2019,99(8):490-496.

[9] HESS B. Pathophysiologie,diagnostik and konservative therapie bei kalzium-nierensteinen[Pathophysiology,diagnosis and conservative therapy in calcium kidney calculi][J]. Ther Umsch,2003,60(2):79-87.

[10] TASIAN G E,COPELOVITCH L. Evaluation and medical management of kidney stones in children[J]. J Urol,2014,192(5):1329-1336.

[11] 梁恩利. 泌尿系结石基因多态性的相关性研究[D]. 天津医科大学,2018.

[12] LIN H Y,HARRIS T L,FLANNERY M S,et al. Expression cloning of an adenylate cyclase-coupled calcitonin receptor[J]. Science,1991,254(5034):1022-1024.

[13] CHEN W C,WU H C,LU H F,et al. Calcitonin receptor gene polymorphism:a possible genetic marker for patients with calcium oxalate stones[J]. Eur Urol,2001,39(6):716-719.